U0135232

肿瘤的中医诊断与治疗

马香菊　著

汕頭大學出版社

图书在版编目（CIP）数据

肿瘤的中医诊断与治疗 / 马香菊著. -- 汕头 ： 汕头大学出版社，2023.4
　　ISBN 978-7-5658-4998-5

　　Ⅰ．①肿… Ⅱ．①马… Ⅲ．①肿瘤－中医治疗法
Ⅳ．①R273

中国国家版本馆CIP数据核字(2023)第063524号

肿瘤的中医诊断与治疗

ZHONGLIU DE ZHONGYI ZHENDUAN YU ZHILIAO

作　　者: 马香菊
责任编辑: 黄洁玲
责任技编: 黄东生
封面设计: 中图时代
出版发行: 汕头大学出版社
地　　址: 广东省汕头市大学路 243 号汕头大学校园内　邮政编码: 515063
电　　话: 0754-82904613
印　　刷: 廊坊市海涛印刷有限公司
开　　本: 710 mm×1000 mm　1/16
印　　张: 10.5
字　　数: 150 千字
版　　次: 2023 年 4 月第 1 版
印　　次: 2023 年 5 月第 1 次印刷
定　　价: 98.00 元
ISBN 978-7-5658-4998-5

前　言

中医肿瘤学是在中医理论指导下，研究各种肿瘤性疾病的病因病机、临床特点、辨证论治规律及预防康复保健等的一门临床学科。它涵盖了中医肿瘤发病学、病因学、病机学、辨证学、治疗学、护理学、预防学等多学科领域，系统反映出中医肿瘤学独特的理论体系和辨证论治规律。

人类与肿瘤性疾病的斗争由来已久，特别是在中医学领域，先辈们经历三千余年不屈不挠的斗争，形成了比较完整的理论体系，取得了大量宝贵经验，其独特的诊治方法与疗效，是历代医家们不懈探索的结果。

本书内容包括：第一章中医肿瘤的命名与分类；第二章肿瘤的中医病因病机学；第四章肿瘤的治疗原则与方法；第五章肿瘤中医食物疗法；六章肿瘤急症的中医治疗；第七章乳腺癌；第八章肺癌；第九章食管癌。对肿瘤相关的知识均做了全面论述，既有丰富的临床经验的总结，又阐述了新知识和新进展。

由于笔者水平所限，书中难免存在缺点和不足，恳请同行专家及广大读者予以批评指正，以便再版修改补充。

编者

2023 年 1 月

目 录

第一章　中医肿瘤的命名与分类

中医对肿瘤的命名和分类主要根据肿瘤所出现的症状、体征、形状、质地及病因病机等予以命名和分类。

一、以患者的症状特点命名

（一）失荣、失营

《外科正宗》说："失荣者……其患多生于肩之上，初起微肿，皮色不变，日久渐大，坚硬如石，推之不移，按之不动；半载一年，方生隐痛，气血渐衰，形容瘦削，破烂紫斑，渗流血水，或肿泛如莲，秽气熏蒸，昼夜不歇，平生疙瘩，愈久愈大，越溃越坚……。"清代高秉钧《疡科心得集》说："失荣者，犹树木之失于荣华，枝枯皮焦故名也。生于耳前后及项间，初起形如栗子，顶突根收，如虚疾痂瘤之状，按之石硬无情，推之不肯移动，如钉着肌肉是也。不寒热，不疼痛，渐渐肿大，后遂隐隐疼痛，痛着肌骨，渐渐溃破，但流血水，无脓，渐渐口大，内腐，形如湖石，凹进凸出，斯时痛甚彻心……。"《医宗金鉴·外科心法要诀》曰："失荣耳旁及项肩，起如痰核不动坚，皮色如常日渐大，忧思郁怒火凝然。日久气衰形削瘦，愈溃愈硬现紫斑，腐烂浸淫流血水，疮口翻花治总难。"以上古代文献记述的失荣症，相当于某些恶性肿瘤，如恶性淋巴瘤以及喉癌、鼻咽癌颈部淋巴结转移灶、腮腺癌等，并对其预后有较清晰的认识，《医宗金鉴·外科心法要诀》指出："古今虽有治法，终属败证……然亦不过苟延岁月而已。"

（二）噎膈

本病记载首见于《内经》，称"隔"，如《素问·通评虚实论》曰："隔塞闭绝，上下不通。"《灵枢·邪气脏腑病形》谓："微急为膈中，食饮入而还出，后沃沫。"隋唐医家多将噎膈分而论之，隋代巢元方《诸病源候论》分为"五噎"（气噎、忧噎、食噎、劳噎、思噎）与"五膈"（忧膈、恚膈、气膈、寒膈、热膈）。宋代严用和《济生方》中首先提出噎膈病名，后世医家沿用至今。明代李梴《医学入门》曰："饮食不下，大便不通，名膈噎"，"噎近咽，膈近胃"。古代文献中所说的噎膈，就是以吞咽食物时梗噎不顺，甚则食物不能下咽入胃，食入即吐为主要特征的一类疾病。它的临床表现与食管癌或胃底贲门癌的症状相类似。

（三）反胃

《灵枢·四时气》说："饮食不下，隔塞不通，邪在胃脘。"《金匮要略》在描述"反胃"症状时说："朝食暮吐，暮食朝吐，宿谷不化，名曰胃反。"明代赵献可《医贯》记载："翻胃者，饮食倍常，尽入于胃矣。或朝食暮吐，或暮食朝吐，心胸痞闷，往来寒热，或大便不实，或嗳腐噫酸。"古医籍中的反胃与胃癌所致的幽门梗阻相仿，但也可能包括一些良性幽门梗阻，须注意鉴别。

（四）肺积、息贲

《灵枢·邪气脏腑病形》曰："肺脉……滑甚为息贲，上气。"《难经·五十六难》："肺之积，名曰息贲。在右胁下，履大如杯。久不已，令人洒淅寒热，喘咳，发肺壅。"《济生方》说："息贲之状，在右胁下，覆大如杯，喘息奔溢是为肺积，诊其脉浮而毛，其色白，其病气逆，背痛少气，喜忘目瞑，肤寒皮中时痛，或如虱喙，或如针刺。"以上所述与肺癌淋巴结转移而引起的腋下及锁骨上淋巴结肿大的体征颇为相似。而息贲的症候"令人洒淅寒热，喘咳，发肺壅"

与肺癌产生的咳嗽、气急、发热等症相似。因此，肺之积的息贲，类似现在晚期肺癌的征象。

二、以患者的体征命名

（一）鼓胀

鼓胀是以腹胀大，皮色苍黄，脉络暴露，四肢瘦削为特征的一种病证。由于患者腹部膨胀如鼓，故名为鼓胀。《灵枢·水胀》记载："鼓胀何如？岐伯曰：'腹胀身皆大，大与肤胀等也，色苍黄，腹筋起，此其候也。'"根据以上论述，鼓胀相当于腹腔积液，常可见于恶性肿瘤，亦可见于肝硬化、腹膜炎等良性疾病，须注意鉴别。

（二）翻花疮

巢元方《诸病源候论》载："反花疮者，由风毒相搏所为，初生如饭粒，其头破则血出，便生恶肉，渐大有根，脓汁出，肉反散如花状，因名反花疮。凡诸恶疮，久不瘥者，亦恶肉反出，如反花形。"清代邹岳《外科真诠》中说："翻花疮溃后，疮口胬肉突出，其状如菌，头大蒂小，愈努愈翻，虽不大痛大痒，误有蚀损，流血不止。"这与皮肤癌、癌性溃疡、黑色素细胞瘤的症状极为相似。

三、以病灶局部的形状特征命名

（一）茧唇

窦汉卿《疮疡经验全书》云："茧唇者，此症生于嘴唇也，其形似蚕茧故名之……始起于一小瘤，如豆大或再生之，渐渐肿大，合而为一，约有寸厚，或翻花如杨梅，如疙瘩，如灵芝，如菌，形状不一。"《医宗金鉴·茧唇》曰："初起如豆粒，渐长若蚕茧，坚硬疼痛，妨碍饮食……若溃后如翻花，时津血水者属逆……"清代许克昌《外科证治全书》中作过类似的描述："唇上起白皮小疱，渐肿渐大如蚕茧，或唇下脾如黑枣，燥裂疼痛。"以上描述了唇癌的主要症状，早期为豆粒大小，至后来病灶肿起、黏膜皱裂，因此命名该病为茧唇。"若溃如翻花"与唇癌后期出现的菜花状溃疡型病灶的症状很相似。

（二）舌菌、舌疳、舌岩、莲花风

明代薛己《薛己医案》中说："咽喉口舌生疮，甚则生红黑菌，害人甚速。"《医宗金鉴》将舌菌命名为舌疳，谓："其证最恶，初如豆，次如菌，头大蒂小，又名舌菌，疼痛红烂无皮……若失于调治，以致肿，突如泛莲，或有状如鸡冠，舌本短缩，不能伸舒，妨碍饮食言语，时津臭涎。再因怒气上冲，忽然崩裂，血出不止，久久延及项颌，肿如结核……"清代沈善谦《喉科心法》补充道："莲花风，又名舌菌风，生于大舌中间。初起红肿如豆，渐大如菌，腐烂无皮，若成莲花形、鸡冠形、口流臭津，或患上出血不止者不治。"这些描述与现代医学的舌癌的症状极为相似。

（三）口菌、牙蕈

许克昌《外科证治全书》中说："（口菌）多生在牙龈肉上，隆起形如菌，或如木耳，紫黑色。"余景和在《外科医案汇编》中说："牙蕈，形似核桃，坚硬如石。"这些描述与牙龈癌及牙龈黑色素瘤的症状相似。

（四）喉菌、喉疳、喉岩、单松果症、双松果症

高秉钧《疡科心得集》云：咽菌状如浮萍，略高而厚，紫色，生于喉旁。"《医宗金鉴》说："（喉疳）初觉咽嗌干燥，如毛草常刺喉中，又如硬物隔于咽下，呕吐酸水，啰出甜涎，淡红，微肿微痛，日久其色紫暗不鲜，颇似冻榴子色"，"（喉瘤）此证由肺经郁热，更兼多语损气而成，形如元眼，红丝相裹，或单或双，生于喉旁，亦有顶大蒂小者，不犯不痛，或醇酒炙或怒气喊叫，犯之则

痛"。清代张善吾《喉舌备要》中说："（双松果症）症发于喉内，左右俱有，形如松果样，先起三五白点、黄点，后凑成一个。未开化者可治，已开化者切勿就医。（单松果症）症发于喉内，起一片或左或右，形如松果样，先起三五黄点、白点，后凑成一个。未开花者可治，已开花者难就医。"这里所指的是咽部的乳头状瘤、纤维瘤、血管瘤之类。

（五）耳菌、耳挺、耳蕈、黑疔、耳痔

《外科正宗》曰："黑疔生于耳窍之内，黑硬腐烂，破流血水，疼及腮颧。"症状描述似外耳恶性肿瘤。清代邹岳《外科真诠》曰："耳痔、耳菌、耳挺三症皆生耳内，痔形如樱桃，亦有形如羊奶者；蕈形类初生蘑菇，头大蒂小；挺形若枣核，细条而长，努而外出。"《医宗金鉴》谓："此证……微肿闷疼，色红皮破，不当触犯，偶犯之，痛引脑巅。"清代赵濂《医门补要》指出："耳痔或先干痒有日，继而痒痛异常。初生小红肉，逐渐塞满窍内，甚至脱出耳外，时流臭血水，名曰耳痔。"可见耳蕈是指外耳道的肿瘤。

（六）阴蕈、阴茄、阴癣、阴菌、阴中息肉

窦汉卿《疮疡经验全书》："阴中肿块如枣核者，名阴茄；匾如蕈者，名阴蕈；阴中极痒者名蚀疮。"邹岳《外科其诠》指出："阴器外生疙瘩，内生小虫作痒者，名为阴蚀……若阴中腐烂，攻刺疼痛，臭水淋漓，口干发热，形削不食，咳嗽生痰，有此证者、非药能愈，终归于死。此又名失合证，与痨瘵相似。妇人久居寡室者患此。"清代沈金鳌《杂病源流犀烛》对"阴痔"作了具体描述："凡人九窍有肉突出者，皆名为痔。今阴中有肉突出，故即名阴痔，俗谓之茄子疾，往往心躁，如连绵黄水出者易治，白水出者难治。"可见，本病症与子宫、宫颈、阴道及外阴部恶性肿瘤比较接近，其中预后不佳者属于恶性肿瘤。

（七）脏毒、锁肛痔

金代窦汉卿《疮疡经验全书》中说："脏毒者，其大肠尽头是脏头……毒者其势凶恶也……肛门肿痛,大便坚硬则殊痛,其旁小者如贯珠,大者如李核,煎寒作热,疼痛难安,势盛肿胀,翻凸虚浮。"清代唐容川在《血证论》里说:"脏毒者,肛门肿硬,疼痛流血,与痔漏相似。"清代祁坤的《外科大成》记载:"锁肛痔,肛门内外如竹节锁紧,形如海蜇,里急后重,便粪细而带扁,时流臭水,此无治法。"通过对以上症状的描述可知与现代医学中肛门部位的癌症如直肠癌、肛门癌、直肠息肉恶变等有相似的临床表现,但也同时包括一些肛门的良性疾患,如痔疮出血、直肠息肉等,临证时宜注意鉴别。

四、以病灶的质地命名

(一) 瘿瘤

陈无择的《三因极一病证方论》说:"坚硬不可移者,名曰石瘿;皮色不变者,名曰肉瘿;筋脉露结者,名曰筋瘿;赤脉交结者,名曰血瘿,随忧愁消长者,名曰气瘿。五瘿皆不可妄决,破则脓血崩溃,多致夭枉。"陈实功《外科正宗》指出:"……瘿者,阳也,色红而高突,或蒂小而下垂;瘤者,阴也,色白而漫肿亦无痛痒,人所不觉。"根据以上所述,瘿瘤大致相当于现代医学的甲状腺良性、恶性肿瘤,其中预后不良者多属于恶性肿瘤。

(二) 乳岩

宋代陈自明对乳岩病灶的描述最为形象,在《妇人大全良方·乳病证治》中说:"若初起内结小核,或如鳖棋子,不赤不痛,积之岁月渐大,岩崩破如熟榴,或内溃深洞,血水滴沥,此属肝脾郁怒,气血亏损,名曰乳岩,为难疗。""乳岩"相当于现代医学中乳腺癌的范畴。另外,巢元方《诸病源候论·乳石痈候》:"石痈之状,微强不甚大,不赤,微痛热……但结核如石。"孙思邈《备急千金要方》载"妒乳":"妇人女人乳头生小浅热疮,痒,搔之黄汁出,浸淫为长，百种治疗不瘥者，动经年月，名为妒乳。"症状描述类似于现代的乳腺湿疹样癌。

（三）石瘕

系指因寒邪侵犯，使瘀血滞留于子宫的病证。《灵枢·水胀》中描述石瘕时说："石瘕生于胞中，寒气客于子门，子门闭塞，气不得通，恶血当泻不泻，衃以留止，日益以大，状如怀子，月事不以时下，皆生于女子，可导而下。"唐代杨上善注："石瘕凡有四别；一者，瘕住所在；二者，得之所由，谓寒气客子门之中，恶血凝聚不泻所致；三者，石瘕大小形；四者，月事不以时下……肠覃、石瘕二病，皆妇人病也。"明代张介宾注："胞，即子宫也……凝败之血也。子门闭塞，则血留止，其坚如石故曰石瘕，月事不以时下，惟女子有之也，故可导血之剂下之。"

（四）石疽

《诸病源候论》载"石疽"："此由寒气客于经络，与血气相搏，血涩结而成疽也。其寒毒偏多，则气结聚而皮厚，状如痤疖，硬如石，故谓之石疽也。"《医宗金鉴》载"上石疽"："此疽生于颈项两旁，形如桃李，皮色不变，坚硬如石，脊痛不热，一由肝经郁结，以致气血凝滞而成。"所载之石疽类似于今天的淋巴瘤及淋巴结转移癌。

（五）筋瘤、血瘤、肉瘤、气瘤、骨瘤

陈实功《外科正宗》指出："筋瘤者，坚而色紫，垒垒青筋盘曲，甚者结若蚯蚓……血瘤者，微紫微红，软硬间杂，皮肤隐隐若红丝，擦破血流，禁之不住……肉瘤者，软若棉，高似馒，皮色不变，不紧不宽，终年只似覆肝然……气瘤者，软而不坚，皮色如故，或消或长，无热无寒……骨瘤者，形色紫黑，坚硬如石，疙瘩高起，推之不移，昂昂坚贴于骨……此瘤之五名也。"古籍所记载的五瘤范围较广,涉及面宽,其中筋瘤与现代医学的下肢静脉曲张类似,血瘤与现代医学的血管瘤类似,肉瘤和气瘤与现代医学的纤维瘤、脂肪瘤类似,骨瘤与现代医学的骨肿瘤、软骨肿瘤类似。

（六）骨疽、附骨疽、多骨疽、朽骨疽

《灵枢·刺节真邪》云:"以手按之坚,有所结,深中骨,气因于骨,骨与气并,日以益大,则为骨疽。"《外台秘要》云:"久疮不差,差而复发,骨从孔中出,名为骨疽。"《外科精义》载:"夫附骨疽者,以其毒气深沉。附着于骨也。"这些描述与现代医学中的骨肉瘤、骨母细胞瘤、软骨母细胞瘤、骨转移瘤等良性、恶性骨肿瘤、骨结核、骨髓炎等病症相似。

五、以病因病机命名

（一）恶核、痰核

恶核之名出自晋代葛洪的《肘后备急方》。孙思邈《备急千金要方》载"恶核"曰:"恶核病者,肉中忽有核累累如梅李核,小者如豆粒,皮肉疼痛,壮热恶寒是也。与诸疮根瘰疬结筋相似。其疬根瘰疬,因疮而生,是缓无毒。恶核病卒然而起,有毒,若不治入腹,烦闷杀人。"巢元方《诸病源候论》中"恶核候"说:"恶核者,是风热毒气,与血气相搏结成核生颈边,又遇风寒所折,遂不消不溃,名为恶核也。"《外科证治全生集》谓:"阴疽之证,皮色皆同,然有肿大与不肿,有痛与不痛,有坚硬不移,有柔软如棉……不痛而坚,形大如拳者,恶核失荣也","大者恶核,小者痰核"。根据临床特点,恶核相当于软组织恶性肿瘤、恶性淋巴瘤或淋巴结转移癌等,痰核相当于软组织良性肿瘤以及淋巴结核、淋巴结炎症等非肿瘤病变。

（二）癥瘕

葛洪《肘后备急方》说:"凡癥坚之起多以渐生,如有卒觉便牢大,自难治也，腹中癥有结节，便害饮食，转羸瘦。"巢元方《诸病源候论》说："癥者，由寒温失节，致腑脏之气虚弱。而食饮不消，聚结在内染渐生长，块段盘牢不移动者是也……若积引岁月，人皆柴瘦，腹转大，遂致死。""其病不动者名曰为癥，若病虽有结而可推移者，名为瘕。瘕者假也。"可见本病主要是指腹部的恶性肿瘤。

（三）积聚

《难经·五十五难》曰："气之所积名曰积，气之所聚名曰聚，故积者五脏之所生，聚者六腑之所成也。积者阴气也，其始发有常处，其痛不离其部，上下有所终始，左右有所穷处。聚者阳气者，其始发无根本，上下无所谓留止，其痛无常处，谓之聚。"《金匮要略》谓："积者脏病也，终不移，聚者腑病也，发作有时，展转痛移为可治。"即：腹内肿物固定不移，推之不动者谓之积，推之可动者谓之聚。积证又根据脏腑的不同可分为心、肝、脾、肺等数种，如明代戴思恭在《证治要诀》中说："脾积在胃脘，大如覆杯，痞塞不通，背痛心疼，饥减饱见。"《灵枢·邪气脏腑病形》在描述肝积时说："肝脉……微急，为肥气，在胁下若覆杯。"《诸病源候论》亦云"肝积，脉弦而细，两胁下痛……身无膏泽，喜转筋，爪甲枯黑，春瘥秋剧，色青也"等，这里所说的各种积聚实际上包括了腹部胃、肠、肝及胰等部的良性和恶性肿瘤，当然肝脓疡、脾肿大、肠梗阻等非肿瘤性疾病也可以出现类似的体征，临床须注意鉴别。

六、其他

（一）鼻渊、鼻痔、脑漏、控脑砂

《素问·气厥论》曰："鼻渊者，浊涕不止也。"《外科大成》曰："鼻渊而兼脑痛者，名控脑砂。"清代费伯雄《医醇賸义·脑漏》中说："脑漏者，鼻如渊泉，涓涓流涕。"这些描述与鼻咽部肿瘤有共同之处。

（二）伏梁

《素问·腹中论》曰："病有少腹盛，上下左右皆有根，病名曰伏梁……裹大脓血，居肠胃之外，不可治……"根据以上的记述，伏梁指是生长于胃肠之外的上腹部结块性疾病，大致相当于胰腺癌、肠系膜淋巴瘤或腹壁转移癌等。

（三）肠覃

《灵枢·水胀》云："寒气客于肠外，与卫气相搏，气不得营，因有所系，癖而内着，恶气乃起，瘜肉乃生。其始生也，大如鸡卵，稍以益大，至其成，如怀子之状，久则离岁，按之则坚，推之则移，月事以时下，此其候也。"明代张介宾注："覃，延布而深也。寒气与卫气相搏，则蓄积不行，留于肠外，有所系著，故癖积起，息肉生，病日以成矣。息肉，恶肉也。"根据以上描述，本病与生长于肠外形如菌状的盆腹腔肿瘤及与妇科的卵巢肿瘤的表现十分相似。

（四）肾岩翻花、翻花下疳

高秉钧在《疡科心得集》中说："夫肾岩翻花者，俗名翻花下疳，此非由交合不洁触染淫秽而生，由其人肝肾素亏，或又郁虑忧思，相火内灼，水不涵木，肝经血燥，而络脉空虚久之，损者愈损，阴精消涸，火邪郁结，遂遘疾于肝肾。"邹岳《外科真诠》也说："肾岩翻花，玉茎崩溃，溃岩不堪，脓血淋漓，形如翻花。"上述症状描述类似现代医学中阴茎癌，但也可能包括少数良性疾患，如睾丸结核、阴茎结核、梅毒等所引起的阴茎溃烂，须注意鉴别。

（五）胎瘤、红丝瘤

《医宗金鉴》说："此证……发无痛处，由小渐大，婴儿落草，或一二岁之间患之。痛皮色红，中含血丝，亦有自破者。"这里所说的胎瘤相当于现在的小儿血管瘤。

第二章　肿瘤的中医病因病机学

第一节　中医肿瘤病因学

中医肿瘤病因学认为，肿瘤的发生、发展和变化，都是正邪关系变化的结果。肿瘤的发生，受到内因、外因、不内外因诸多因素的影响。

一、内因

（一）正气虚弱

正气是存在于人体的具有抗邪愈病作用的各种物质的总称，包括精、气、血、津液。正气的作用表现为两方面，一是抗御外邪，预防疾病，或疾病发生后驱邪外出；二是自身调节控制，以适应环境的变化，维持生理平衡，或病后自我修复，恢复健康。正气虚弱的形成是由于先天禀赋不足或后天失养，导致机体"精气夺则虚"。中医发病学认为，人体一切疾病的发生和发展，都可以从邪正两方面关系的变化来分析，疾病发生与否取决于正邪相争的结果。肿瘤的发病及演变过程就是正邪双方斗争的过程。机体正气亏虚，脏腑经络功能紊乱失常，各种致病因素才能入侵而发生肿瘤，人体正气不足是疾病发生的内在根据。正是由于人体气血亏虚，运行失常，以及五脏六腑的蓄毒，才能导致癌症的发生；人体正气虚弱是肿瘤发病的内在因素，也是其他致病因素导致肿瘤发生的基础条件。

现代医学认为肿瘤的发生与机体免疫功能下降是密切相关的，免疫缺陷病患者和接受免疫抑制治疗的患者易发生恶性肿瘤，这与中医学"正气存内，邪不可干"，"邪之所凑，其气必虚"的认识是一致的。

（二）情志失调

人体精神情志活动在中医理论里称为"七情"，包括喜、怒、忧、思、悲、恐、惊七种情志，是人体对客观事物和现象做出的七种不同的情志反映，在一般情况下，属于正常生理活动的范围，不会使人生病。只有突然强烈的精神创伤或者长期持久的精神刺激，超过了人体生理活动的范围和耐受能力，使人体气机紊乱，脏腑气血阴阳失调，才会导致疾病的发生。人的精神情志活动是以脏腑气血为物质基础的，情志为五脏精气化生，情志活动的物质基础是五脏之精气。五脏所藏之精气各有区别，五脏所主精神活动也各不相同，心在志为喜，肝在志为怒，脾在志为思，肺在志为忧，肾在志为恐，悲与惊分属肺与肾。不同的精神情志刺激可损伤不同的脏腑，《素问·阴阳应象大论》中说："喜伤心"，"怒伤肝"，"忧伤肺"，"思伤脾"，"恐伤肾"。精神情志对五脏的损伤，主要是通过影响脏腑气机，导致气血运行紊乱，引起疾病的发生。

精神情志失调不仅会引发、加重心脑血管等疾病，而且也是导致肿瘤发生的重要内因之一。《医宗金鉴》中谓失荣证由"忧思恚怒，气郁血逆与火凝结而成"。诸如乳岩、噎膈、积聚、骨瘤、鼓胀、黄疸、肠蕈、石瘕、咽喉菌等病的发生，均与情志失调有关。

二、外因

（一）六淫之邪

六淫即风、寒、暑、湿、燥、火六种外感病邪的统称。在自然界里，风、寒、暑、湿、燥、火六种不同正常的气候现象，称之为"六气"。在正常情况下，六气是万物生长的条件，对人体是无害的。当气候变化异常，六气发生太过或不及，或非其时而有其气，或气候变化过于急骤，人体不能适应气候变化，这种情况下的六气就会成为致病因素，侵犯人体使人发病，称之为"六淫"。六淫致病具有外感性、季节性、区域性、相兼性等特点。六淫之邪不仅可引发诸多疾病，也可导致肿瘤的发生。

人体被外邪所侵，影响脏腑功能，阻碍气应运行，导致气滞血瘀，痰湿凝聚，积久而成为肿瘤。《灵枢，百病始生》曰："积之所生，得寒乃生，厥乃成积。"《灵枢·刺节真邪》曰："虚邪之入于身也，寒与热搏，久留而肉著……邪气居其间而不反，发为筋痛……肠瘤……昔瘤，以手按之坚。"说明虚邪、寒热等可以导致瘤的发生。《灵枢·九针》曰："四时八风客于经络之中，为瘤病者也。"《诸病源候论》曰："恶核者，内里忽有核累累如梅李，小如豆粒……此风邪夹毒所成"，又云："积聚者，阴阳不和，脏腑虚弱，受于风寒，搏于脏腑之气所为也。"《景岳全书》中也认为外感六淫为四时不正之气，侵袭人体，积久则成病，书中谓："风寒外感之邪，亦能成积。"但又云："不止饮食之滞，非寒未必成积，而风寒之邪，非食未必成形，故必以食遇寒，以寒遇食……而积斯成矣。"说明外感寒邪与内伤饮食相互搏结而成积病。其他如积聚、翻花疮、咽喉菌、息贲等疾病的发生均与外感因素有密切关系。如翻花疮即类似于体表肿瘤，风邪或风热等外界致病因素入侵机体，又肌肤渐而入肌肉经络血脉，或致气滞血瘀，或蕴结成痰，郁而化热，痰热与风毒相搏而发翻花疮。故《诸病源候论》云；"翻花疮者，有风毒相搏所为。"明代的申斗垣认为："三伏炎热，勤苦之人，劳于工作，不惜生命，受酷日晒，先痛后破，而成疮疡。"

（二）烟草、油烟等环境污染

现代医学所谓化学的、物理的以及病毒等致癌因素，归属于六淫邪气或疫疠之气所概括的外来致癌物质。

烟草、油烟具有化学致癌性。吸烟者患肺癌的概率比不吸烟者高 7~20 倍，开始吸烟年龄愈小，吸烟量愈大，烟龄愈长，危险性愈大。但吸烟引起消化系统肿瘤的确切病因仍有待研究，不同的研究得出的结论尚不完全一致。

人类患癌与接触环境有关。目前，已知气象、气候、地理、地质、土壤、水源、地球化学、动植物生态均可影响癌症的发病。两百多年前，英国医生已发现长期与防锈剂接触的工人，各部位癌肿发病率都有升高趋势；锡矿工人由于在其工作场所粉尘中和烟尘中有 15 种无机化学物质可能发生致突变和致癌作用，肺癌发病率较高；合成染料厂中患膀胱癌的人较多；大量接触放射性物质的人易患白血病；铀矿工人和石棉矿工人中肺癌的发病率都高；饮河水者比饮井水者癌症发生率明显增高。

以上论述说明，六淫邪气侵及人体，客于经络，扰及气血，使阴阳失调，气血逆乱，日久成积，变生肿块，或为息肉，或为恶核，或为疽、瘤等，坚硬如石，积久不消则成肿瘤。

三、不内外因

（一）饮食失宜

饮食是生物生存和保持健康的必要条件，人们通过伏食可以摄取营养物质，在体内化生为水谷精微、气血津液精，从而维持人体的生命活动。如果饮食不当，影响营养物质的摄入，可以导致疾病的发生。饮食失宜可以果及脾胃，使脾胃损伤，受纳减退，健运失常，气机升降功能紊乱；湿浊内聚，或可化热，伤及气血，形成湿聚血瘀，促使癌肿的发生。饮食失宜主要包括以下几个方面。

1. 饮食不节

饮食应以适量为宜，过量饮食或暴饮暴食，使脾胃难以正常受纳腐熟和运化，会导致消化不良，脾胃损伤，气血凝聚。饮食过量，或者暴饮暴食，或过食肥甘厚味，都会造成胃难腐熟，脾失转输运化，不仅会出现消化不良，而且还会造成气血流通受阻，产生诸病。长此以往，脾胃功能失常，则会使人体气血生化不足，正气虚弱，导致疾病的发生。饮食过少（包括进食没有规律），摄入不足，气血生化乏源，久则气血亏虚，正气不足，脏腑失养，使外邪容易入侵，导致包括肿瘤在内的各种疾病发生。

2. 饮食不洁

进食不洁食物，可引起胃肠道疾病及其他疾病的发生。食用霉变食品，或常食腌制熏烤之物，易导致肝癌、胃癌等消化道肿瘤的发生。不注意饮食卫生，食用腐败霉变的食品，或常吃腌制熏烤之物，可导致毒邪损伤肌体肠胃，邪滞不化，久伏体内，而致恶变。

3. 饮食偏嗜

药物有四气五味，食物也有四气五味。饮食的四气五味必须适宜，不能偏嗜，也不能嗜酒过度。违之则可以破坏五脏之间的协调平衡而出现各种病变。如果长期嗜好某些食物，就会导致人体脏腑气血阴阳的偏盛偏衰，从而发生疾病，甚至导致肿瘤的发生。如长期嗜食粗粮，易导致胃癌的发生；饮食过于精细，易导致肠癌的形成；饮食偏嗜辛辣，易发生食道病变；长期使用高脂膳食，易引发乳腺癌和前列腺癌；嗜嚼槟榔，易患口腔癌。饮食偏嗜，过度饮酒，嗜食生冷、炙煿膏粱之品就会损伤脾胃，蓄毒体内，气机不利，脉络不通，容易导致疾病发生，甚至引发肿瘤。

4. 劳逸失度

劳逸是指劳累和安逸两方面，劳逸失度是指过度的劳累和安逸。适度的劳动和运动有助于人体气血的流通；必要的休息可以消除疲劳，有助于恢复体力和脑力。劳逸不当，过度辛劳和安逸，能使人发病。过劳是指劳累过度，包括体劳、脑劳和房劳三方面。体劳过度可耗气，脑劳过度可暗耗阴血，房劳过度则耗伤肾精，导致正气亏虚，疾病丛生。过逸是指安逸过度，不参加劳动和运动，使气血运行不畅，机体抵抗力下降，导致疾病的发生。过劳和过逸，都能使人正气虚弱，正不胜邪，容易导致包括肿瘤在内的疾病发生。

（三）年龄因素

癌症是由单细胞发展而来的，从一个单细胞转变为一个肿瘤细胞是一个多阶段的过程，老龄化是癌症形成的另一个基本因素，癌症发病率随着年龄增大而显著增高，极可能是由于生命历程中危险因素的积累。

第二节　中医肿瘤病机学

病机是指疾病发生、发展与变化的机理。病邪作用于人体后，人体正气必然奋起抵抗，正邪相争破坏了人体的阴阳平衡，使脏腑、经络、气血功能失常，产生全身或局部的各种病理变化。中医肿瘤病机学，就是研究致病因素作用于人体后，在肿瘤发生、发展和变化的过程中，机体内所发生一系列变化的机制。一般认为，肿瘤的病机是本虚标实。"瘀滞、毒聚、痰凝、正虚"是肿瘤形成的主要病理因素，即肿瘤是在人体正虚的状态下，由"瘀、毒、痰"等结聚而成。肿瘤是全身性疾病的局部表现，尽管肿瘤的种类繁多，不同的肿瘤有不同的病机，但从总体上来说，肿瘤的病机可归纳为脏腑失调、精气亏虚，气滞血瘀，痰湿凝聚，热毒内蕴四个方面。

一、脏腑失调、精气亏虚

肿瘤发病的基础在于内虚。人体一切疾病的发生和发展，都可以从邪正两方面关系的变化来分析，是机体处于病邪的损害与正气的抗邪之间的矛盾斗争过程。虚证的形成，可因先天禀赋不足，但主要是因后天失调或疾病耗损所产生。虚，可分为气虚、血虚、阴虚、阳虚、表虚、里虚、脏腑虚、津液亏虚、精髓亏虚等。《素问·通评虚实论》说："邪气盛则实，精气夺则虚。"正气与邪气之间的盛衰强弱，决定着疾病的进退变化，一旦正气亏损，无以卫外，则更易招致外邪的侵袭，正邪相搏，邪盛正衰，发为本病。正虚贯穿于肿瘤发生、发展的始终。肿瘤的发生与否取决于邪正之间斗争的结果，肿瘤的发病与脏腑功能失调、气血阴阳失常有关。脏腑包括五脏六腑、奇恒之腑，它们相互协调，共同完成人体各种生理功能。脏腑功能失调，则会导致气机紊乱，气血阴阳失常。精气亏虚，正不胜邪，成为肿瘤发生的内在因素。

历代文献指出，肿瘤发病与脏腑功能失调有关。正气衰弱，邪气充盛，正不胜邪，脏腑功能失调，则癌瘤自生；又邪居日久，耗精伤血，损及元气，故在恶性肿瘤后期常见面瘦形弱、消骨而立等气血双亏之虚劳之象。肿瘤的发生与脏腑功能失调有关，并以脾肾虚损为主。总之，肿瘤的发生与正气虚弱、脏腑经络功能失调、精气亏虚密切相关。

二、气滞血瘀

气、血是构成人体和维持人体生命活动的重要物质基础。气是人体一切生命活动的动力，而全身各脏腑组织器官，都有赖于血的濡养。气是推动血液运行的动力，血在脉管中运行不息，流布于全身，环周不休，一旦血液停滞不行，壅积体内，失却生理功能者，均属瘀血，由瘀血内阻产生的证候，是为血瘀证。气和血一阴一阳，互相化生，互相依存，故有"气为血帅，血为气母"之说。气血以循环运行不息为常，逆乱停滞为变。气血关系密切，人体的生理现象、病理变化以气血为物质基础。若气血失调，气郁不舒，血行不畅，导致气滞血瘀，郁结日久，易产生癥瘕积聚。气虚则推动、温煦血液的功能减弱，血必因之而凝滞，发为瘀证。寒性凝滞收引，寒客血脉，血脉挛缩，则气血阻滞凝闭，发为瘀证。产生血瘀的原因很多，如气滞血瘀、气虚血瘀、寒凝血瘀、痰凝血瘀、血热血瘀等。历代医家认为实体性癌肿，是由气滞不畅、血瘀不行、凝滞不散、瘀血日久，可成块、成瘤。

（一）气机郁滞

人体各种机能活动，均依赖于气的正常运行。气的运动，称为气机。气的运行通畅及升降出入运动正常，是人体健康的象征，这种正常状态称作"气机调畅"。气的运行不畅或升降出入异常，是人体疾病的表现，这种病理状态称作"气机失调"，气机郁滞（简称"气滞"）是其表现之一。引起气机郁滞的原因很多，如情志抑郁不舒，或因痰湿、食积、瘀血等有形之邪阻碍气机，或因外邪侵犯抑遏气机，或因脏腑功能障碍引起气滞，亦有因气虚运行无力而郁滞者。不同部位的肿瘤，气滞的临床表现也各不相同。如肺癌患者可见胸闷咳喘，肝癌患者可见胁肋胀闷疼痛，胃肠肿瘤患者可见脘腹胀痛、嗳气、恶心呕吐等。"不通则痛"，气机郁滞的临床表现是闷、胀、疼痛。气行则血行，气滞可导致血瘀，也可引起津液停聚，而形成痰饮，使脏腑功能发生障碍。

其他与气机郁滞有关的肿瘤还有瘿瘤、癥瘕积聚等。总之，脏腑经络、四肢百骸之中，气滞不畅，血瘀不行，凝滞不散，瘀结日久而成块成瘤。

（二）血液瘀滞

血是维持人体生命活动的基本物质，血液要在经脉中正常运行才能发挥其滋润和濡养功能。血液运行迟缓、流行不畅，甚则瘀结停滞，是一种病理状态，称之为血液瘀滞，简称血瘀。血瘀形成的原因，多由于气机郁滞，气停血亦停，故而成瘀；或气虚推动无力，血行迟缓不畅而成瘀；或痰浊阻滞脉道，血行受阻而成瘀；或寒邪侵入血分，寒性凝滞，血得寒则凝涩不流而成瘀；或邪热入血煎熬血液，血稠难流而成瘀；或外力扭挫损伤脉络，局部气血流通受阻而成血瘀；或产后恶露不下（或恶露不净），瘀血内停而成瘀等。总之，上述这些原因，均足以导致血瘀，甚则血液凝结而成为瘀血。瘀血是血瘀的病理产物，但在瘀血形成后，则又能成为阻滞脉络导致血瘀的一种原因。

血瘀可发生于全身，也可以发生在局部。局部的血瘀可以发生在脏腑、形体、经络、九窍的任何部位。血液流动慢而不畅，因而又能阻碍气的运行，形成气滞。气滞可加重血瘀，血瘀又可加重气滞，两者形成恶性循环，使气血不通，不通则痛。血瘀较重时，局部血液逐渐瘀积，结而形成瘀血、肿块。这种肿块持续存在，位置固定不移，可以导致肿瘤的发生。血液瘀滞，不通则痛，从而引起疼痛；血液瘀积而络脉扩张，形成唇舌紫暗，舌边可见瘀点、瘀斑；血瘀形成瘀血积聚，发为肿块而成癌瘤。以上论述说明腹内有形的包块肿物，多由血瘀所致，气滞血瘀是形成癌肿的重要病理机制，故活血化瘀法是治疗癌瘤的主要法则之一。

临床上不同的肿瘤，在不同的时期，有偏重于气滞和偏重于血瘀的不同。一般而言，初期多为气郁，随病情发展，血瘀征象日渐明显。

三、痰湿凝聚

痰湿是指机体水液代谢障碍所形成的病理产物。中医所说的痰，不仅包括可以咯吐出来的有形痰液，更主要指无法咯吐而停留在脏腑经络之痰，即痰核、瘰疬病，可以凝结在机体上下内外、五脏六腑、四肢百骸、气血经络，可以导致或者加重各种疾病的一种致病物质。其病理特点为：①痰邪属阴，易损阳气，阻遏气机；②其性重浊，易结聚体内；③黏滞不爽，故病程较长，缠绵难愈，且易变生各种疾病。故素有"百病皆由痰作祟"之说。

痰湿的形成多由外感六淫，或七情内伤，或饮食不当等，使肺、脾、肾及三焦等脏腑功能失常，水液代谢障碍，以致水津停滞而成。它的成因如下：①肺主宣发肃降，通调水道。在正常的情况下，肺通过宣发与肃降功能，将脾胃消化吸收的水谷精微，通过肺的输布和"三焦"的气化作用，使津液遍布全身，濡养机体，并将代谢后的水液通过膀胱排出体外。如肺失宣肃，津液不能正常输布，内聚而成水湿痰饮。若肺脏有热，还可以炼液成痰。②脾主运化水液，参与水液的吸收和转运输送，有"水之中州"之称。如果脾土虚弱，清者难以上升，浊者难以下降，留于中焦，停滞膈间，内积为饮，凝聚为痰。故有"脾为生痰之源"之说。③肾主水液，有主持和调节人体水液代谢的功能，故肾有"水脏"之称。肾的阳气一方面对参与水液代谢的各脏腑功能有蒸腾激发作用，另一方面通过对水液的蒸腾气化作用，调节尿液的生成，再有肾司膀胱之开合，开合适时有度，使尿液正常排泄。如肾阳虚损可以导致肺、脾、大肠、小肠等脏腑气化功能失司，水液输布障碍，形成水湿和痰饮等病理产物。④肝主疏泄，既可调畅肺脾肾三脏气机，又能通利三焦疏通水道，使水液通达全身，运行无阻。气能行水，肝气条达，则气行津也行；肝失疏泄，则气滞津停而成痰饮。⑤三焦是人体和水液运行之通道。如果三焦气化失常，或者气机闭塞，水液则无法正常运化，停留不行而成水湿痰饮。

　　痰湿既是病理产物，又是致病因素，不仅指有形可见的咳吐之痰，还包括瘰疬、痰核和停滞在脏腑经络组织中未被排出的痰湿等"无形之痰"。痰湿可随气而行，全身各处无所不在，故有"百病多由痰作祟"之说。湿浊郁积肌体日久，便成湿毒，湿毒积于肠间，可致"湿毒便血"；郁于肌肤，易生疮痈。湿浊凝聚成痰，痰阻气机，血行不畅，脉络壅滞，痰浊与气血相搏结，乃成本病。留着于脏腑经络，结于体表则为瘿瘤，结于内脏则为癥瘕积聚等。

四、毒邪内蕴

　　"毒"在中医学中的含义多种，是一个比较抽象的病因病性概念，凡对人体有害的物质均谓之毒。包括了外来之毒及内生毒邪。外来之毒包括了病毒感染、烟草、油烟的污染毒素，职业环境中的化学毒素，生活环境中的空气、水、土壤污染毒素，饮食中的各种毒素等；内生毒邪是各种病因在人体内所形成的病理产物的总称，按照其阴阳属性可分为属于阳性的炎热毒邪及阴寒之毒。内生毒邪为肿瘤的病机之一。

外感热毒多为感受了自然界的火热之邪，如感染细菌、病毒等，或烟草、油烟，或化学毒素，或霉变食物等；内生热毒多因为脏腑阴阳气血失调，或情志过激变化导致，或饮食不节制、饮酒过多、嗜食肥甘食物而化热生火。如果不能及时清除，热毒壅阻于经络脏腑，久而久之，就易引发肿瘤。

热毒内蕴可形成肿瘤，盖因血遇热则凝，津液遇火则炼液为痰，瘀血痰浊壅塞脏腑经络，结聚而成肿瘤。热毒之邪是癌瘤发生的重要原因之一。现代药理研究表明，大多数清热解毒药具有较好的抗癌活性，如半枝莲、白花蛇舌草等。

阴寒之毒在癌的发病中具有重要地位。脏腑功能衰弱，津液精血停滞，阳气虚复遭受寒邪侵犯，日久形成有形的癥积。癌毒的产生与局部气滞血瘀痰凝有关。肿瘤发生后癌毒又进一步加重了气滞血瘀痰凝等证候，形成恶性循环。癌毒与气滞血瘀诸邪均为内生之邪，它既是病理产物，又是致病因素，其间互为因果，造成恶性循环。到了中晚期，癌毒深重，重阴必阳，可化热化火，更伤正气，其害人之速、病势之凶险，非其他毒邪所能比拟。

临床常用的以毒攻毒药物有蜈蚣、斑蝥、蜂房、全蝎、蟾酥、狼毒、硫黄、雄黄、马钱子、巴豆、附子等，经实验研究表明，这些药物大多对癌细胞具有直接的细胞毒作用。

上面阐述的脏腑失调、精气亏虚，气滞血瘀，痰浊凝聚，毒邪内蕴是肿瘤发生、发展过程中四种最常见的病理机制，但是在临床实践中还要注意的是：一方面癌症是一个全身性的疾病，癌症的肿块是全身性疾病的局部表现，因此我们在辨证论治时，不能单纯着眼于局部病灶，而是要从整体的全面的观点出发，扶正祛邪，以提高肿瘤治疗的有效率；另一方面患者存在个体差异，病机又错综复杂，临床表现往往数型兼见、虚实夹杂，因此必须根据病人的临床病理特点，分析清楚病机主次，审证求因，审因论治，才能取得更好的治疗效果。

第三节　中医肿瘤与发病因素

中医肿瘤学认为肿瘤是全身性疾病，肿瘤的发病因素是多样性的，肿瘤的形成有一个复杂的过程，它涉及到邪正之间的力量对比、禀赋的强弱精神精志的状态、自然和环境的影响、饮食的得当与否等。通过研究肿瘤的发病，发现可以进行早期干预，这有助于降低肿瘤的发病率，也有助于肿瘤患者的治疗和康复，这也体现了中医"治未病"的思想。

一、正邪相争与发病

中医发病学认为，人体一切疾病的发生和发展，都可以从邪正两方面的关系的变化来分析。正邪之间的盛衰强弱，决定着疾病的进退变化。肿瘤的发病及演变过程就是正邪双方斗争及其盛衰变化的过程。中医重视正气，强调正气在发病中的主导地位，并不排除邪气对疾病发生的重要作用。邪气是发病的必要条件，在一定的条件下，甚至起主导作用。如高温、高压电流、化学毒剂、枪弹杀伤、毒蛇咬伤等，即使正气强盛，也难免不被伤害。疫疠在特殊情况下，常常成为疾病发生的决定性因素，因而导致了疾病的大流行。所以中医学提出了"避其毒气"的主动预防措施，以防止传染病的发生和播散。

邪气与正气的斗争贯穿于疾病过程的始终，两者互相联系又相互斗争，是推动疾病发展的动力。邪气侵袭人体，正气必然奋起反抗，如正气强盛，则病邪难以侵入，或侵入后被正气击退，则机体不会产生病理反应；反之，正气虚弱或邪气偏盛，均可正不胜邪，从而使脏腑阴阳和气血津液失调、气机逆乱而发生包括肿瘤在内的各种疾病。所以，肿瘤发病与否，也取决于正邪斗争的胜负。

二、体质与发病

体质系指形成于先天，定型于后天的个体在形态结构、代谢和生理机能上相对稳定的特性。如强弱、阴阳、虚实等体质。体质是决定疾病发生、发展的重要因素，体质因素决定机体对某些病邪的易感受性，以及疾病的证候类型。如在同一环境和条件下，猝然遇到外邪，有人生病，有人不生病，这就与体质的强弱有关；同为感冒，有的患者表现为风寒型，有的表现为风热型，这就与体质的阴阳属性有关。同样的生活条件下，有人发生肿瘤，有人不发生肿瘤，这就与"内虚"的本质有关。体质壮者，脏腑功能正常，气血津液充足，正气旺盛，抗邪有力，不易发病；体质弱者，脏腑功能失常，气血津液不足，抗邪无力而易罹患疾病。体质强弱也影响疾病的传变、转归和预后：体质强壮者，病易向愈，预后较好；体质差者，病情缠绵，预后较差。

中医学十分重视"禀赋"，重视先天因素对体质的影响。《灵枢·寿夭刚柔》云："人之生也，有刚有柔，有强有弱，有短有长，有阴有阳"，认为体质差异与生俱来，有品性之刚柔，气血之强弱，形体之短长，阴阳之不同。禀赋不足者，体质多虚弱；禀赋充足者，体质多壮实。从肿瘤的发病来看，其与人体体质状况有着密切关系，当体质健康，即正气存内、阴阳平衡、气血充盛、脏腑协调时，难以发生癌瘤；若体质素虚，机体气血亏虚，脏腑功能失调，则是肿瘤容易发生的重要条件。肿瘤的发生与体质有关。后天因素对体质的影响也不能忽视，后天因素包括饮食营养、体育锻炼、生活作息、精神情志、年龄、环境等因素，这些都会影响体质，从而导致包括肿瘤在内的各种疾病的发生。

三、情志与发病

形神合一，形是神之宅，神乃形之主。神，是一切生理活动、心理活动的主宰，又是生命力的体现，对人体的生命活动具有重要的调控作用。精神情志归属于中医"神"的范畴，精神情志活动的调畅，心理状态的宁静怡然，都离不开神的统帅与调节。形神统一观是中医养生防病、延年益寿的重要理论依据。

情志，包括喜、怒、忧、思、悲、恐、惊，这是人体对外界客观事物和现象做出的七种不同的情绪性反应，在正常情况下，一般不会使人发病。只有突然强烈或长期持久的情志刺激，超越了人体的耐受能力，使人体气机紊乱、脏腑阴阳气血失调，才会使人致病。精神情志状态不同，其发病的缓急、病变的证候类型也不尽一致。大怒、大喜、大悲、大惊等剧烈的情志波动，易于引起急性发病。如：五志过极，心火暴盛，阳气怫郁，心神昏冒，则突然倒仆；神虚胆怯之人，有所惊骇，则心神慌乱、气血失主，而骤然昏闷等。若所愿不遂，抑郁不已，久悲失志等持续过久，可影响脏腑气血的生理功能而促发疾病，且起病缓慢。国内外临床研究表明，悲、思、忧、愁等情绪状态的持续，会造成肿瘤的发生和发展，长期的情志恶劣情况是肿瘤发生的催化剂。

四、自然环境与发病

中医学认为疾病的发生，不仅与人体正气、体质和精神情志状态有着密切的关系，且与人类生存的自然环境息息相关。人与自然有密切的关系，自然变化对人体的影响很大。诸如气候的变化、地理特点、工作和生活环境卫生，接触的空气、水、食物、噪音等，都对人体健康和发病不断产生作用。自然环境与人类疾病有着密切的关系。古人还认识到水污染容易导致肿瘤的发生。自然环境污染对人群健康的危害日渐严重。有毒气体和工业生产过程中排放出的各种烟尘、金属粉尘、纤维及化学物质，如 3，4-苯并芘、氮氧化物、烃类、光化学氧化剂等；日常生活中家用煤炉、锅炉排放出的烟尘、二氧化硫；交通工具排放出的苯并芘、氮氧化物、烃类等，均排放于大气中，被人吸入，可诱发各种疾病和癌症。

五、社会环境与发病

人生活在一定的社会环境中，疾病的发生也必然与社会环境密切相关。一般而言，先进的社会组织、社会福利，公共卫生条件较好，能有效地减少疾病的发生；落后的社会组织、福利及卫生条件较差，增加了发病的机会。社会动荡、经济和政治地位改变，家庭及人际关系紧张，都直接或间接地与包括肿瘤在内的各种疾病的发生关系密切。

原来职位高贵，经济上富有，后来职位低下，经济上破落，虽然没有感受外邪，病亦可内生。

有些职业由于经常接触粉尘或有毒物质，或放射性物质，可以使人发生职业病，如打石工人易患硅肺；以铅为原料的工厂，工人易出现慢性铅中毒；化工厂、农药厂工人，长期接触有害物质，也可造成职业病；开采有放射性物质的矿工，或生产、研究、使用有放射性物质的人员，劳动保护不够、接触时间过长，均可直接或间接致病，甚至引起肿瘤的发生。

六、饮食与发病

饮食是人类生存和保持健康的必要条件，但饮食要合理、要科学，否则会影响人体的健康，反而会成为致病的因素。

饮食是摄取营养食品，在体内化为水谷精微、气血津液，以维持人体的生命活动。如果饮食不节、不洁、偏嗜，常常可导致疾病的发生。熏烤的鱼、肉中含有多环芳烃类致癌物质，腌制的鱼、肉、菜含有亚硝胺，能引发肝癌、食管癌和胃癌。大量吸烟、酗酒的人群，喉癌、食管癌、肺癌和肝癌的发病率较高。嗜食槟榔的人群，口腔癌的发病率较高。

饮食不节，过饱或暴饮暴食，超过了脾胃受纳运化能力，可导致脾胃受伤。饮食不足，气血生化乏源，久则气血衰少。饮食不节或不足，都会使人正气不足，容易引发包括肿瘤在内的各种疾病。饮食不洁，容易引起胃肠道疾病，慢性胃肠炎久之可发生癌变，霉变的花生、玉米及谷类含有黄曲霉毒素，可诱发肝癌。饮食偏嗜，营养不均衡，容易引起营养的缺乏，从而发生疾病。食物同药物一样，也有四气五味，饮食偏嗜会导致机体阴阳偏盛偏衰，如经常食用辛辣食物，或过烫食物，容易损伤咽喉、食道和胃，导致炎症和肿瘤的发生。

第三章　肿瘤的中医四诊与辨证论治

第一节　肿瘤的中医四诊

中医四诊，即望诊、闻诊、问诊、切诊四种诊察疾病的方法，是医生在整体观念指导下通过望、闻、问、切四种手段，收集疾病发生的症状、体征和其他情况，为辨证求因提供依据的方法。四诊各具特色，它是中医辨证施治的基础，故为历代医家所重视。其中察舌、切脉、望神、问症等具体诊察内容，及其对病证诊断的价值，是中医学的特色、长处和优势。比如中医学认为，舌体不是口腔中一个孤立的器官，脉象也绝不是简单的动脉搏动，它与全身五脏六腑、气血阴阳的整体变化密切相关，反映的是整个人体生命活动过程中的生物信息。通过长期的临床实践，中医诊断学积累了丰富的经验，形成了系统的理论，其观察内容细致入微，对病证诊断具有一定的价值。就肿瘤诊断而言，舌诊、问诊等都很敏感，可以及时地反映患者瞬间的变化和此刻的状态及感受，有助于及时对治疗做出调整。

在肿瘤诊断上，虽然必须以病理检查为依据，对肿瘤定位、定性、定型要结合现代医学的检查方法，尤其是检查肿瘤疾病的特殊仪器、特殊药物、特殊手段，但中医诊断是和治疗密切相关的，对判断癌肿患者的预后有很大帮助，临证中必须"四诊合参""中西医合参"，根据患者主诉，有目的地收集临床资料，全面、系统地了解病情。

一、望诊

（一）望神

望诊就是通过视觉去观察患者的精神、色泽、形态和舌苔、皮肤黏膜等变化的一种方法。中医认为人体的内外是紧密相连的，"有诸内必形诸外"，体内发生病变，必然会反映到体表，《内经》有"望而知之谓之神"之说，例如：目光奕奕、神情爽朗是精力充沛的表现，是谓"有神"；目光无彩、神情呆板或萎靡不振，谓之"失神"。对于肿瘤病人而言，望神非常重要。就临床来看，初诊时，望之患者尚有"神"，病虽重，只要医患密切配合、措施得当，仍有九死一生之机会；若望之神色已去，神已失，即便是中早期癌瘤，也须千万小心，此为难治之征。晚期肿瘤病人，缺乏信心，悲观失望，常可见神志淡漠、精神颓废，此时应治"心"治"神"，激发其强烈的求生意愿，并配合一些有效措施，减轻其病痛，常属关键之举；若病已至极晚期，循衣摸床，两手撮空，两目呆滞，是神气将绝的先兆，这时的治疗就应非常谨慎，以免突发意外。

（二）望舌

舌为心之窍，但五脏都与舌有关，按部位来说，舌尖属心肺，舌中属脾胃，舌边属肝胆，舌根属肾。舌诊是中医肿瘤诊断中的重要内容。舌通过经络气血与脏腑密切相联。舌质可以反映脏腑气血的虚实，舌苔可反映邪气的深浅与胃气的存亡，以及消化功能状态和睡眠情况，舌下络脉则反映体内瘀血情况。肿瘤患者的舌象不仅与证候性质、疗效和预后有关，而且可以指导肿瘤临床分期，并可作为制订治疗方案的参考。

1. 舌质

指舌的肌肉脉络组织，薄薄的一层苔状物下有着丰富的肌肉、血管与神经组织等，望舌质包括观察色、泽、形态以及舌下脉络等。

淡红舌：淡红舌是多数健康人的常见舌色，而早期癌肿患者亦以淡红舌为多。健康人的淡红舌应是不深不浅、红活润泽、不腻不燥。早期癌患者的淡红舌虽亦属淡红舌范畴，但却常见舌质颜色晦暗，有瘀斑、裂纹、齿痕等改变。病理性淡红舌的形成多是精神抑郁、体质较虚、心火内炽的结果。

红绛舌：舌质鲜红或绛红，是体内有热或阴虚生内热之象。鲜红无苔是阴虚火旺，舌红起刺是阴分热盛。按部位说：舌尖红为心肺热盛；舌边红为肝胆热盛；舌心干红为胃热阴伤；舌光红无苔（镜面舌）为津液大伤之象，这种舌在鼻咽癌、腮腺癌以及头颈部肿瘤做局部放射治疗时多见。在胃肠道肿瘤手术后，有瘘管形成，大量消化液丢失时，亦可见镜面舌，说明它与消化液的分泌有关。此外，有中度以上胸、腹腔积液者，也可出现镜面舌，此时患者一方面口渴难耐，另一方面胸闷或腹胀难受，却不能喝水，水喝了腹胀更甚，只能润润舌。这是津液化为湿浊内阻，失其敷布，不能上承于口鼻之故。如果舌红而紫，有紫色斑块或斑点，是血热兼瘀的表现。

青紫舌：中医认为青紫舌一般多为气血瘀滞之象。中、晚期恶性肿瘤患者舌质颜色多见青紫或紫暗，或伴有瘀斑、瘀点。舌紫而肿大，为湿毒攻心；紫而晦暗，多属瘀血蓄积，常见于肝癌；舌紫粗焦干，多是热毒；紫而暗淡滑润，多是虚寒见证；青紫舌在肺癌、肝癌、食管癌患者中多见，卵巢癌患者中亦较常见，结肠癌者最少。此外，化疗反应严重者，舌质青紫亦明显，可以说青紫舌在一定程度上反映了化疗的毒性作用。

淡白舌：舌色淡白，舌质胖嫩，主虚寒证，为阳气虚弱，气血不足之象。淡白舌以白血病最为多见，也见于骨髓瘤或晚期肿瘤贫血之证。

肝瘿线：在原发性肝癌中，舌的左右两侧边缘（肝胆区）呈紫或青色，或条纹状，或不规则形状的斑块黑点，界限分明，易于辨认，其变化与肝癌同进退，称为"肝瘿线"。虽然肝瘿线目前不能作为肝癌诊断的特异体征，但有助于肝硬化、慢性肝炎等的辨证及辅助诊断。

2. 舌体

某些癌症患者的舌体较胖，以胖大和裂纹舌多见。胖舌以白血病多见，裂纹舌以胃癌居首位。早期胃癌患者舌裂纹不多见，而中、晚期病例则多见裂纹，并随病情加重而裂纹随之加深。

胖大舌：胖舌以白血病多见；舌胀大、舌胖而色淡多为脾肾气虚；舌胖而色深红，多是心脾热盛，如肿瘤发热多见此种舌象；舌胖而青紫色黯，多见于中毒之征，尤其在应用大剂量化疗药物之后常呈此种舌象。

齿痕舌：即舌边出现齿印，不论舌体胖瘦或见何种舌色，有齿痕者一般属虚证。如舌体胖、色淡、有齿痕的是脾气不足；舌体瘦、舌红、有齿痕的属气血两虚。

瘦薄舌：舌体瘦小而薄，色淡为气血两亏；色嫩红的多为阴亏热盛；色绛而干为热极津涸，多见于肿瘤久病、邪热耗阴的患者。

裂纹舌：舌面多裂纹系阴液亏损不能荣润舌面所致，以胃癌最多见。若舌质红绛而有裂纹，多系热盛津伤、阴精亏损，为肿瘤放疗后之严重反应；舌色淡白而有裂纹常属血虚不润。

芒刺舌：舌生芒刺，是邪热内结之象，芒刺越大越多，热邪结实越重。舌尖芒刺多属心火亢盛；舌边芒刺多属肝胆火盛；舌中芒刺，多属胃肠热盛。

3. 舌苔

舌苔的生成由三方面所致，一是由胃气所生；二是由邪浊上升而成，三是由饮食积滞所成。舌苔主要是反映胃肠道消化功能的状态和邪浊深浅。正常舌苔是由胃气形成，其状薄白而清净，不干不湿，不满舌。癌症患者以黄苔或黄腻苔为主。食管贲门癌患者多见黄厚和白厚苔。早期胃癌患者舌苔多白润而腻；中、晚期多见花剥苔或厚腻苔。肺癌患者舌苔多厚腻。早期原发性肝癌有时会出现光剥无苔的红舌。鼻咽癌、宫颈癌患者剥苔较多见，可能与放疗伤阴有关。

4. 舌下络脉

舌下络脉异常，主要是指舌脉主干长度超过舌尖与舌下肉阜连线的 3/5；或主干明显隆起，呈圆柱状伴有弯曲；或外带小静脉扩张。颜色以青紫、紫红、淡红、淡蓝，或见出血点、瘀血点等为异常。癌症患者舌脉异常者显著高于正常人。

一般常见疾病中的舌质与舌苔往往是一致的，其主病是两者的混合，例如：内有实热则多见舌质红苔黄而干，病属虚寒则多见舌淡苔白而润。但是，在肿瘤病程中（或内伤杂症中）常有舌质与舌苔变化不一致的情况。例如：红绛舌本属于热证，而白苔常见于寒证，但也有红绛舌与白苔并见的，不仅是反映营分有热、气分有湿，还可见于阴虚火旺、痰浊食积的病人在放、化疗期间的反应。因此，在肿瘤科对舌象的望诊中，除了应掌握一般的规律之外，还要熟悉其特殊规律，即轻舌苔、重舌质。一般来说，临床上舌质反映机体脏腑器质性变化，而舌苔多反映其功能变化。舌质变化较慢，舌苔变化较快，但是二者相互影响，要统一观察，不可偏废。此外，连续动态地观察舌色，注重前后对比是舌诊观察的重要方法，在治疗肿瘤的过程中，患者舌质由紫色转向淡红或由晦暗转向明润，舌苔由厚转薄或由无苔转为薄白苔，提示疾病正在朝好的方向发展，如果相反，则应警惕肿瘤有无转移、扩散及出血等。

二、闻诊

闻诊包括听声音和嗅气味两个方面。听声音是指诊察病人的声音、语言及呼吸、咳嗽、呕吐、呃逆、嗳气、太息、肠鸣等各种声音；嗅气味是指嗅病人体内发出的各种气味以及分泌物、排泄物和病房的气味。肿瘤患者的闻诊要注意以下内容。

（一）声音嘶哑

若声嘶渐起，逐日加重，一般消炎治疗不能改善者，应予重视。这常常是癌或纵隔肿瘤侵犯、压迫喉返神经，引起声带麻痹所致。这一症状大多在肿瘤晚期出现，但也是部分病人首诊时的主诉之一。

（二）呼吸

呼吸的强弱、快慢、长短是观察的主要内容，其中喘息多见于肺癌和纵隔肿瘤。发病机制主要有两个方面，其一是肺癌或纵隔肿瘤压迫或侵犯气管，致使气管阻塞．气流通过受阻所致；其二是肺癌肺内扩散，侵犯肺泡，导致肺内有效换气面积减少所引起。这种症状多见于晚期，也可为首诊时主诉症状。

（三）咳嗽

咳嗽在肿瘤表现中常常是肺癌或肺内转移癌的主要症状之一，故必须予以重视。肺癌、食管癌或乳腺癌病人放射治疗时常因热毒伤阴、阴虚肺燥，出现干咳、咳声嘶哑，可能为放射性肺炎。

（四）呕吐

呕吐一般分为呕、干呕、吐三种情况。与肿瘤有关的主要是吐，如食入即吐或朝食暮吐、暮食朝吐。前者可多见于食管癌、贲门癌，后者则见于胃窦部癌。均为肿瘤腔内生长引起梗阻所致。

（五）嗅肿瘤病人之气味

临床意义较大，如溃疡型宫颈癌及乳腺癌、黑色素瘤破溃之后，气味腥臭。临床对肿瘤病人的各种排泄物与分泌物，要认真检查，根据气味进行辨证分析：恶臭者多属实热证；略带腥味者多属虚寒证；大便色黑气味腥臭者多属上消化道出血；小便腥臭带血无痛者多属泌尿系肿瘤。咳吐浊痰，带有脓血，气味腥臭异常者，多为热毒炽盛，肺内蕴毒所致。上颌窦癌、喉癌以及口腔肿瘤晚期破溃时，口中秽气，腐臭难闻，多属肿瘤溃烂合并感染所致。

三、问诊

问诊是医生通过询问病人或陪诊者，了解疾病发生、发展、治疗经过和效果、现有症状和其他与疾病有关的情况，以诊察疾病的方法。问诊在四诊中占有重要地位，特别是早期的肿瘤病人，初发症状往往只是自觉症状而缺乏客观体征，这时问诊就显得特别重要。

中医学在中医病因、病理的基础上，总结出"十问歌"。问诊时要着重询问与中医辨证有关的内容，如病人恶寒、发热时的感觉，有汗无汗，疼痛的部位和性质，头身胸腹情况，以及睡眠、饮食、二便、经带等情况。因为这些内容可反映病人脏腑气血的变化和肿瘤发展情况，可判断证候的寒热虚实。

（一）发热

癌性发热是恶性肿瘤最常见的症状。发热原因主要有两个方面，一是肿瘤本身引起的发热。早期发热者以恶性淋巴瘤多见，主要是肿瘤细胞分泌的致热因子所致；中、晚期发热见于多种肿瘤，以肺癌多见，主要是因肿瘤生长旺盛，肿瘤组织内部供血不足，造成细胞坏死而引起发热。另一方面是肿瘤组织压迫周围组织，造成阻塞性感染；或是晚期患者免疫功能低下而并发感染所致。这两种发热者可以成为患者就诊时的首诊症状。因此，对于长期发热的病例，如反复检查未查到病因，抗感染治疗效果不佳时（如恶性肿瘤），应考虑恶性肿瘤的可能性。对于发热的性质，中医一般分为外感发热与内伤发热，恶性肿瘤发热属于内伤发热，其中很大一部分可辨为瘀血发热，对此，临床辨证应予注意。

（二）疼痛

疼痛也是肿瘤患者最常见的症状之一。它既可以是早期病人的首发症状或主诉症状，之一，也可以是中、晚期病人难以忍受的症状。作为首发症状或初诊症状常常被忽略，因为此时的疼痛一般表现为间断性隐痛，直至逐渐加重，不易缓解时才引起注意而就诊。疼痛部位往往与肿瘤部位有直接关系，如头痛（脑瘤），胸背痛（肺癌、纵隔肿瘤），上腹痛（胃癌、肝癌、胆管癌、胰腺癌、结肠癌），右上腹痛（肝癌、结肠癌），下腹痛（结肠癌、肾癌、膀胱癌以及女性生殖系统肿瘤），骨骼疼痛（多发性骨髓瘤、骨肉瘤、骨转移癌）等。这些疼痛一般表现为间断性或持续性隐痛，主要是因肿瘤增大而引起的牵引或反射痛。晚期癌性疼痛一般是肿瘤直接浸润或压迫神经引起的，这类疼痛常常是持续性剧痛，不易缓解，往往需吗啡类麻醉药镇痛。由于初诊病人主要表现为轻度隐痛，容易忽视，故需要患者本人和临床医生高度重视。

（三）胸胁

胸闷或不适也是胸部恶性肿瘤的常见症状，有时是唯一症状。胸部肿瘤主要有纵隔肿瘤、肺癌、食管癌。还时常伴有气喘、咳嗽、疼痛等症状。右胁不适者肝癌多见，有时可伴有乏力、纳差、腹胀等症状。这种不适感的个体差异很大，主要有酸、麻、凉、热、胀等，有时是难以用语言描述的。

（四）脘腹

上腹部是肝、胆、胃、脾等脏器所在的部位，包括部分小肠、结肠；下腹部则有肾、小肠、结肠、膀胱、女子胞宫等脏器，故脘腹疼痛胀满的多为脾胃失调。其中隐隐作痛、时作时止、喜温喜按者，属虚属寒；若痛而拒按、痞满、喜冷、便秘，则属实属热。腹中结块、疼痛不离其部、推之不移的，属积；小腹疼痛、硬满拒按者为蓄血证（小便通利）或蓄水证（小便不利）；少腹肿物，状如怀子，按之则坚，推之则移，月经按时下，多为肠覃（卵巢肿瘤）；少腹痛还有因阳气不足，寒凝于内，或寒湿凝聚而成肿块，或郁毒内结形成包块等，均应详查伴随症状加以鉴别。

（五）饮食

食欲不振是肿瘤患者的常见症状之一，尤以消化系统肿瘤多见。因此，对于不明原因的进行性逐渐加重的食欲不振，不能排除恶性肿瘤的可能。进食不利或有梗阻感往往是食管癌、贲门癌的首发症状，从其感觉异常的部位大体可判断病变位置。

（六）二便

通过对排泄物的分辨，可了解机体的病理生理状态及病情的进退，故问二便是肿瘤中医诊断的主要内容之一。

1. 小便

间歇性无痛血尿是肾癌和膀胱癌的常见症状之一，其中膀胱癌最常见，往往是首诊症状。排尿困难则常常是前列腺癌的首诊症状。尿血或小便白浊多是肾癌，晚期肾实质被破坏引起的大量蛋白漏出则见小便白浊。

2. 大便

大便色黑者应检查大便潜血，一般是上消化道出血所致，不排除胃癌、肠癌的可能；大便见鲜血如果能排除其他情况如痔疮、息肉等，则应考虑直肠、乙状结肠肿瘤。此外，如发现大便已变细或沿其纵向有凹沟，或附有血液，应引起重视，及时检查是否患有肠癌。

（七）妇女

1. 月经

不规律的阴道出血，常常是妇科恶性肿瘤的症状之一。一般情况下，绒癌多发于青年妇女；子宫内膜癌多发于绝经前；宫颈癌多发于绝经后的老年妇女。

2. 带下

带下异常也是子宫内膜癌和宫颈癌的常见症状，有时是首发症状。子宫内膜癌初期可见少量白带，有时带血，晚期则成血色带下，常伴恶臭。宫颈癌初期白带量较大，一般不带血，常伴有异味。

3. 胎产

宫颈癌多见于早产、多产妇女，乳腺癌中以胎产少或无胎产、不哺乳者多见。若已诊断为肿瘤而有妊娠者应尽快终止妊娠，否则，不仅影响肿瘤治疗，也影响胎儿发育，对孕妇和胎儿极为不利。

四、切诊

中医对切脉有着丰富的实践经验，脉诊在肿瘤患者的辨证中具有重要意义。癌症属于全身性疾病，它的病理变化必然反映到脉象上来，中医传统脉象有28种之多，但肿瘤病人临床常见的有沉、细、弱、弦、浮、滑、数、促、结脉等。如肿瘤病人见到弦滑数或弦数脉时，则常常表示病邪猖獗，为病情正在发展恶化的表现。有时在手术后，根治性放疗后的患者，原发病灶已经切除或消失，邪毒已去，理应脉来平和或只显气血亏虚的沉细脉，但这时患者如有滑脉、弦数、细数时，就要高度警惕，可能有余邪未净，此时如果患者有低热、血沉快等现象时，即有肿瘤复发转移之可能。

按诊是用手直接检查身体各部位的一种诊断方法。触及肿块高低不平、坚硬如石、推之不移、表面与皮肤粘连者，多属癌性肿块，常见于乳癌、失荣、石瘿等；若肿块表面光滑、硬而不坚，或质软如绵，或质硬而不坚，或按之有囊性感，根脚活动，不与表皮粘连者，多为良性肿瘤或囊肿。胸部按之疼痛，叩之音实，可见于肺癌或其他癌肿转移的饮停胸膈。按胁部（除在胸侧腋下至胁弓部位进行按、叩外，还应由中上腹部向胁弓方向轻循，并按至胁弓下），右胁下肿块，刺痛拒按，可见于肝癌、胆囊癌；右胁下肿块，按之表面凹凸不平，多为肝癌。脘部痞满，按之较硬而疼痛，可见于胃癌。腹部肿块推之不移，痛有定处，可见于肠癌。

第二节　肿瘤的辨病与辨证

辨病，是对疾病发生、发展全过程做出纵向的认识，这有助于抓住贯穿于整个疾病过程中的基本病理变化的主线索；辨证是对疾病发生、发展过程中某一阶段各方面病理特性的横断面认识，且涉及到具体病患主体自身的机体反应特点，基于此便于找出发生于特定个体的某一疾病在一定条件下的主要病理反应和病理矛盾的主要方面。由此可见，就同一疾病而言，辨病是求其共性，而辨证是求其个性；对不同疾病来说，辨病是求其个性，辨证是求其共性。

病、证、症关系密切，病派生证，证候由症状组成。病对人体可造成功能性甚或器质性的改变，使人体出现抗病反应亢奋或减退的现象，这就是证。证是有严格阶段性的，不同阶段会出现不同的证，有时仅反映人体患某病之后的某一方面的异常变化。肿瘤是复杂的病变，在其发生、发展过程的某一阶段，可同时出现几个不同的证。各种肿瘤为病，既反映其发生发展以至结束的全过程，又反映病体各方面的异常变化。所以，既要审证求因，辨证论治，又要诊明疾病，辨病论治，将辨证与辨病有机结合，以求良效。

目前一般采用辨病与辨证分型相结合，即采用西医病名、中医证型相对照的方法，辨证施治，最大限度发挥中医药的优势。

一、辨病

现代科学的发展，弥补了中医在诊断和治疗方面的不足，使中医在对疾病做出明确诊断，制定完善的治疗方案方面，具备现代科学依据和条件。运用现代科学理论和工具，通过物理、生化等各方面的检查，可以比较明确地阐明疾病发生的原因、病理变化以及组织细胞的损害程度，做出现代医学的诊断并从病因学角度找出治疗的依据，确定治疗原则。

肿瘤是一类常见病、多发病，现代医学认为无论哪种癌症都有其一定的生物特性，大致相同的发生、发展规律，有其形态学变化的共同基础及病理生理、生化改变的规律，这些都是辨病的基础。然而，不同类型或部位的恶性肿瘤之间，各自还有着自身的一些特殊性，在治疗中必须加以考虑，不可忽略。例如，同为中脘部的恶性肿瘤，必须辨明是肝癌、胃癌还是胰腺癌。从中医角度来看，它们各自的治疗也是有大区别的。又，同为原发性肝癌，诊断已属明确，辨到此步仍嫌不够，至少要辨清肝硬化程度、有无感染乙肝病毒背景，就细胞来源来说要辨清是肝细胞癌还是胆管细胞癌。

具体的肿瘤辨病用药主要有：食管癌可选用石见穿、石打穿、急性子、葵树子、黄药子等；胃癌可选用白花蛇舌草、铁树叶、菝葜、半边莲、马钱子等；结肠癌、直肠癌可选用凤尾草、苦参、白花蛇舌草、黄药子、水杨梅根等；肝癌可选用垂盆草、龙胆草、蚤休、半枝莲、矮地茶、虎杖、八月札、山慈菇等；肺癌可选用生半夏、土贝母、生天南星、龙葵、蛇莓、蜀羊泉、生薏苡仁、鱼腥草等；乳腺癌可选用蒲公英、半边莲、木芙蓉、天冬、威灵仙、王不留行等；宫颈癌可选用文术、漏芦、核桃树枝、紫草根、墓头回等；白血病可选用猪殃殃、羊蹄根、雄黄、青黛等。

辨病是对疾病全过程的了解，对治疗具有整体性的指导意义；而辨证是对疾病发展过程中不同病理阶段、不同病理反应类型的辨析，以便为治疗确立更有针对性的调整措施。肿瘤的病理过程错综复杂，临证治疗如能兼顾病、证两方面，无疑可以从不同侧面更好地揭示疾病的本质，取得更好的疗效。因此，在肿瘤治疗中，应该注重辨病与辨证的有机结合。以鼻咽癌为例，其临床症状或头痛，或鼻血，或复视，或口眼歪斜，或颈淋巴结肿大，或表现为阳亢，或表现为阴虚，或表现为热毒炽盛，或表现为气滞血瘀，或表现为脾胃虚弱，病同证异。这些不同的证候，是由于病人的个体差异和病理损害的程度不同所产生的。在治疗时，就必须分别采用滋阴潜阳、清热解毒、行气活血、健脾益气等治法进行处理。如果单纯地用白花蛇舌草、半枝莲、白英、石上柏等偏于寒凉的药物治疗，则往往"热证未已，寒证又起"，未见疗效，先损正气。因此，临床用药，除应注意各种肿瘤的特点外，还要注意病人的个体差异。不能只注重一方一药，要对患者机体内外环境进行具体的分析，诊断清楚是哪种癌症，进一步分清是哪种类型、脏腑气血损伤的程度、正邪胜负进退的变化，更好地把辨病和辨证结合起来，从宏观到微观，从局部到整体对肿瘤进行把握，只有这样才能认识和掌握肿瘤的治疗规律。

二、辨证

中医治疗肿瘤的优势在于辨证论治。就是以四诊八纲为主要手段，来研究疾病的病因、病机及发生、发展的规律，认识和辨别疾病的部位、寒热、虚实以及转归等，然后确定治疗的方法。它特别强调治病求本、审证求因，重视内因的主导作用。因此，合理的肿瘤治疗除需根据病人的病理诊断、分类及所处的分期应用不同的治疗方法如手术、放疗或化疗外，还应按中医理论分析病人各阶段的病情变化，根据不同的证型分别治之，此即辨证分型施治。在辨明病种的同时一定要结合中医的证型进一步分清该病属于哪一个证型，这个证型随时有可能变化，只有做到这些才能更好地辨证施治，以取得更好的疗效。如同为鳞状上皮癌，由于患者个体差异及兼症不同，可以表现出多个不同的类型，如气阴两虚、痰湿蕴结、毒热内炽、气滞血瘀等型，所以治疗的原则应相应取益气养阴法、化痰祛湿法、清热解毒法或理气活血法，选用相应的方药，只有这样才能取得最佳疗效。近年来，有关肿瘤常见证型的辨证施治大体可归纳为以下几个方面。

（一）气滞

气为血之帅，亦为津液运行之帅，气是整个机体功能活动的动力，气顺则气血津液皆顺。外感六淫、内伤七情以及痰饮、湿浊、宿食、瘀毒等原因均可影响人体气的正常运行，引起气滞、气郁、气逆等病证，这些病证因部位不同而各异。

1. 肝郁气滞

肝为刚脏，性喜条达，肝气以疏为顺，如因情志不遂，郁怒忧思，均可引起肝气郁滞，产生易激动，两胁胀痛，少腹气痛，乳房胀痛、结块，阴囊胀痛等症状。见于乳癌初起、肝癌、腹腔肿瘤的早期阶段。

2. 肺气壅滞

外感风寒，遏于肺脏，或肺气失于宣降，壅滞于内，或因痰涎壅盛，阻塞气道，均可引起肺气壅滞。症见喘咳上气、胸闷、气短气促、呼吸不畅、脉细涩或滑弦，常见于肺癌或肺转移癌，或合并有肺气肿、支气管及肺部感染的其他肿瘤患者。

3. 胃失和降

胃气以降为顺，以通为行。如胃气不降而上逆，可见嗳气、恶心、呕吐、呃逆、反胃、胃脘作胀、不思饮食等消化系统症状，常见于食管癌、胃癌、贲门癌、肝癌等患者，亦可为放化疗后的副反应，以及其他恶性肿瘤引起的胃肠症状。

4. 腑气不通

六腑以通为顺，泻而不藏，若因寒热侵袭、食积停滞、腑气不通，则出现腹胀、腹痛、肠型包块、大便秘结，甚则呕吐、腹中绞痛，脉来弦紧或弦数。

（二）血瘀

1. 气滞血瘀

气为血之帅，气行则血行，气止则血停，气滞日久必然影响到血运而导致血瘀，气血凝滞不通，积瘀日久而引发肿瘤，所以从古至今善治肿瘤者无不着重从瘀血着手，特别是那些有疼痛而且肿块固定的肿瘤。

2. 气虚血瘀

气为血之帅，血为气之母，气不能帅血运行亦可发生瘀血，这在肿瘤患者中更为多见。临床上气虚血瘀证，多见于一些中晚期癌症患者，或是手术及放疗、化疗后的肿瘤病人。临床可见疲乏无力、纳谷减退、面色萎黄、脘腹结块或其他部位有结块固定疼痛，舌淡胖而有齿痕，苔薄白，脉细涩无力。

3. 血瘀经络

经络内连脏腑，外达四肢百骸，肌肤筋肉，许多肿瘤患者血不循经，溢于经络，形成皮下瘀斑、瘀点，皮下肿物青紫肿疼，面色黧黑，口唇有黑斑块，爪甲有暗黑色素沉着。部分患者化疗后，沿静脉血管有色素沉着，或有血栓性静脉炎，此为血瘀经络。

4. 血瘀癥积

瘀血内停，形成癥积肿块，胸腹部肿物壅积均有血瘀或死血。临床见胸腹部肿块坚硬疼痛，疼痛部位固定不移，肌肤甲错或面色黧黑。

（三）痰饮凝聚

痰饮同出一源，异名同类，二者皆为脏腑病理变化的产物，其浊而稠者为痰，清而稀者为饮，且与肺、脾、肾三脏功能失调相关，咳吐可见者为有形之痰，流注全身无处不到者为无形之痰。古人有"怪病多痰"之说。肿瘤的形成与痰浊关系更为密切，纵观历代医家治疗肿瘤，多以痰论治。

1. 痰气交阻

痰因气滞而结，痰随气升，无处不到，治痰必先治气，气降痰自降，气行痰自消。痰随气动，犯于肺可见咳嗽、气喘、喉中痰鸣、胸闷、脉弦滑、舌淡红、苔白润，常见于肺癌偏于痰湿患者。食管癌患者亦可见到痰气互结，咳吐痰涎黏冻，胸闷发堵，噎塞不通，饮食不顺。

2. 痰火互结

痰不见火不稠，痰火互结，可见于肺癌合并肺部感染患者，表现为咳吐黄痰，黏稠有块，面赤发热，口干唇燥，舌苔黄厚腻，脉滑数。

3. 痰瘀互结

流注于皮里膜外，表现为瘿瘤、瘰疬、恶核、失荣、石疽等。

4. 痰浊阻窍，随气上逆，蒙蔽清窍

症见头痛有定处、恶心呕吐、咯吐痰涎、胸膈满闷、气短，甚则出现神志不清，舌暗红，苔白腻或白，脉弦滑。可见于脑瘤或脑转移癌患者。

（四）热毒

肿瘤患者抵抗力低下，易感受外邪出现恶寒、发热等肺卫表证；肿瘤组织坏死，毒邪内蕴，郁而化热，常表现为持续低热或局部皮肤温度升高、口干口苦、烦躁咽干，亦有部分患者表现为高热持续不退，如恶性淋巴瘤患者；若热入营分，可见高热、烦躁、皮下瘀斑，甚则出现神昏、抽搐，舌红绛，苔焦黄，脉细数；毒热内蕴，久则耗伤阴液，症见低热不退、午后潮热或心烦不寐、盗汗、口干、舌红少苔，甚则光红无苔、脉沉细数。热毒壅盛，灼及脏腑，表现为肺热、心火、肝胆郁热、胃热、大肠热、膀胱湿热等证。如心火盛，可出现口糜舌疮或心移热于小肠，小便热淋涩痛等；肝胆实热时，口苦烦躁，胁痛目赤；胃有积热，可有牙肿疼痛、口气热臭、口干舌燥，舌红苔黄，脉滑大数；大肠热毒伤于血分，可出现湿热痢；肿瘤余邪未尽，阴虚内热，可有低烧不解、手心发热等症状。

（五）正虚

中医学认为"邪能伤正"。肿瘤临床多见正虚邪实，如果久病邪毒不盛而以虚损为主时，则主要表现为正气亏虚，即阴阳气血脏腑功能的虚损和失调。对晚期肿瘤及气血衰败患者多主张补益气血，调理脏腑阴阳平衡。营养状况好、身体抵抗力强、后天脾胃消化功能佳的患者，即使手术，术后的恢复也会更快、更好，对放射线治疗、化疗药物治疗的耐受性增强，能接受更大的剂量，这就为祛邪抗癌治疗提供了条件。

第三节　肿瘤的中医临床辨证治疗

一、临床辨证原则

（一）正确处理局部与整体的辩证关系

局部与整体，个性与共性是对立统一的辩证关系，病灶虽在局部，可它会影响到整体，引起全身性功能失调和形态变化；反之，全身整体状况的好坏又往往能影响治疗的成败及局部治疗的效果。一个癌症患者整体情况的好坏对于局部病灶的治疗十分重要。全身情况好，局部病灶消退就快，在用药上就以攻为主。而一些晚期癌症患者，全身衰弱，或者肿瘤负荷很大，或者已广泛转移，或者出现恶病质时，则必须侧重整体功能的维护，以扶正为主，特别是要调整脾胃，补气养血，以保"后天之本"，增强抗病能力。若一味追求肿块体积的缩小，病人在经受手术或放疗、化疗等治疗后，一方面要忍受治疗所带来的痛苦，另一方面生存质量、存活时间并未得到明显改善。对这一类病人，治疗的重点在于延长其带瘤生存时间，缓解症状，减轻痛苦，提高其生存质量，使部分癌症患者死里逃生，这也正是中医药治疗的优势所在。但若只注意整体状况，而忽略局部情况，攻伐力度不当，可使某些早期患者失去根治性治疗的机会，或者忍受一些不必要的痛苦。掌握局部与整体的辩证关系，对于指导临床，提高疗效有重大意义。

（二）辨明主症与兼症

由于疾病在发生、发展、传变过程中，不可避免地会出现主症与兼症，因此在临床治疗时，应先抓主症。主症是指决定全局而占主导地位的症状。兼症指附于主症的兼见之症。主症与兼症并存时，其症状复杂，表现形式多样。在临床上处理这种复杂情况时，应辨明主症与兼症及其真假本质。主症是纲，治疗主症则纲举目张，附属于主症的兼症也就自然迎刃而解。

（三）分清轻重缓急，灵活变通

肿瘤病人在临床表现上错综复杂，特别是晚期病人，肿瘤原发部位的症状、浸润、转移症状及并发症掺合在一起，给审证辨治带来很大的困难。医生必须根据具体情况，分清标本、缓急。急则治其标，缓则治其本。抓住根本，采用正治、反治、同病异治、异病同治等不同方法，并因时、因地、因人制宜，辨证与辨病相结合，灵活变通施治，只有这样，才能收到较好的治疗效果。

二、临床主要辨证方法

（一）八纲辨证

中医学辨证方法有多种，其中最基本的方法是八纲辨证。八纲是从各种具体证候的个性中抽象出来的带有普遍规律的共性，即任何一种疾病，就大体病位看，总离不开表或里；从基本性质来说，一般可区别为寒与热；从邪、正斗争的关系看，主要反映为实或虚；从病证分类来说，都可归属于阳或阴两大类。因此，疾病的病理变化尽管纷繁复杂，但运用八纲对病情进行辨别归类，则可以起到执简驭繁的作用，所以，八纲是辨证的纲领。在八纲中，阴阳又是总纲，它可以概括其他六纲，如表、热、实属阳；里、寒、虚属阴。

1. 表里

表里是辨别病位内外深浅的一对纲领。表与里是相对的概念。表是指人体表浅的部分，如皮毛、肌肉、经络等；里是指人体内部较深的部位，如脏腑、骨髓等。一般而言，肿瘤疾病都为里证，但是肿瘤患者常因免疫功能下降，机体抵抗力不足，易受外邪侵袭而并发表证。

（1）表证：表证是六淫、疫疠、虫毒等邪气经皮毛、口鼻侵入机体，正气抗邪所表现的轻浅证候。表证主要见于外感疾病初期阶段。临床上恶寒与发热并见，伴头身痛、鼻塞流涕、脉浮、苔薄白等。肿瘤合并感染（外邪）可出现表证。

由于病邪性质不同，或人体正气差异，表证有表寒、表热、表虚、表实之分。如恶寒重发热轻，无汗，头痛，项背强痛，苔薄白，脉浮紧为表寒；如恶寒轻发热重．汗出，头痛，口渴，舌尖红，脉浮数为表热；如自汗，汗出恶风为表虚；无汗为表实。

（2）里证：里证泛指病变部位在内，由脏腑、气血、骨髓等受病所表现的证候。临床上以壮热，烦躁口渴，便秘腹痛或呕吐泄泻以及多脏腑的证候表现为特点。

肿瘤多为里证，寒热虚实常交错出现，极为复杂。辨证时有里寒、里热、里虚、里实及寒热错杂、虚实互见等，需细审明辨。一般而言，肿瘤伴有肢冷不温，恶寒喜暖，腹痛便溏，尿清长，苔白脉沉迟为里寒证；如壮热口渴，目赤唇红，躁扰不宁，尿黄赤，舌红苔黄，脉沉数为里热证；如气短懒言，纳呆倦怠，头昏心悸，舌胖苔白，脉沉弱为里虚证；如壮热气粗，大便秘结为里实证。

2. 寒热

寒热是辨别疾病性质的纲领。辨明寒热是指导临床应用寒凉药或温热药的依据。辨寒热主要是根据患者口渴与否，二便情况，四肢冷热，舌脉等进行辨别。

（1）寒证：寒证临床表现为怕冷，四肢欠温，口不渴或喜热饮，尿清长，大便溏，舌质淡，苔白，脉沉紧或沉迟。

阴盛或阳虚均可表现为寒的证候，故寒证有实寒证、虚寒证之分，但肿瘤病寒证多为内伤久病，阳气耗伤，或素体阳虚，或年老肾虚之虚寒证。常表现为肢冷蜷卧，痰、涎、涕清稀，气短纳差，小便清长，大便溏泄，口淡，面色白，舌淡苔白而润，脉沉迟无力等。老年消化道肿瘤如胃癌、肠癌出现气血耗损，甚至恶液质时，常表现为典型的虚寒证。

（2）热证：热证临床表现为发热，渴喜冷饮，烦躁不安，面赤，痰涕黄稠，小便短黄，大便干结，舌红苔黄，脉数等。

阳盛和阴虚均可表现为热的证候，故热证有实热证与虚热证之分。肿瘤实热证常由热毒内蕴，或湿热交杂，或瘀久化热等所引起，其临床表现因病情而异。虚热证常见于肿瘤后期，为久病阴津耗损，或放疗后，热伤津液所致。临床以肺胃阴虚证或肝肾阴虚证多见。

（3）寒热错杂证：寒热错杂证既有热证证候，又有寒证证候。一般可见上热下寒、上寒下热、上下寒热错杂或表热里寒、表寒里热等。

3. 虚实

虚实是辨别正气强弱和邪正盛衰的纲领。辨明虚实是指导临床采用补虚扶正或泻实祛邪治法的依据。辨虚实主要从患者的体质、病理、脉象、舌象等方面进行辨别。

（1）虚证：虚证临床表现为面色苍白或萎黄无华、精神萎靡、气弱懒言、食少便溏、自汗盗汗、舌淡嫩、脉虚无力等。肿瘤中晚期，或老年肿瘤患者，或素体虚弱者，多有虚证表现。通常因气虚、血虚、阴虚、阳虚之不同而临床症状各异。

（2）实证：实证临床表现为高热、口渴、烦躁、便秘、腹痛痞满、舌质苍老、苔黄干燥、脉有力等。肿瘤早、中期，或青壮年肿瘤患者，或体质较好者，常表现为实证证候，通常因气滞、血瘀、实热、寒凝等不同而出现不同的临床表现。

（3）虚实夹杂证：同一患者，同一时期，常常存在着正虚与邪实两个方面的病变，即为虚实夹杂。临床需注意辨别虚证夹实和实证夹虚之孰轻孰重。此外，还需注意虚实转化等变证情况。

4. 阴阳

阴阳是八纲中的总纲。阴阳辨证是基本的辨证大法。临床将里证、寒证、虚证归属于阴证范围，将表证、热证、实证归属于阳证范围。

（1）阴虚证：阴虚证是指体内津液精血等阴液亏少，导致滋润、濡养等作用减退所表现的虚热证候。"阴虚生内热"，具有虚证、热证的性质。阴虚证临床上常表现为形体消瘦、口燥咽干、潮热颧红、五心烦热、小便短黄、大便干结、舌红苔少，或无苔少津、脉细数等症。

肿瘤临床上常见的阴虚证型有肺阴虚证、胃阴虚证、肺胃阴虚证、肝肾阴虚证及肾阴虚证等，其临床表现常因肿瘤部位及各脏腑功能特异性而不同。

（2）阳虚证：阳虚证是指体内阳气亏损，机体失于温煦，推动、蒸腾、气化等作用减退所表现的虚寒证候。"阳虚生外寒"，具有虚证、寒证的性质。阳虚证临床上常表现为畏寒肢冷、四肢不温、口淡不渴、蜷卧嗜睡、小便清长、大便溏薄、面色白、舌淡胖、苔白润、脉沉迟无力等症。

肿瘤临床上常见的阳虚证型有脾阳虚证、肾阳虚证及脾肾阳虚证等，而以脾肾阳虚证较为常见。

（3）亡阴证：亡阴证是指体内阴液严重亏耗所表现的危重证候。肿瘤晚期恶液质患者在生命终末阶段常有亡阴证表现，随之阳气亦渐衰亡。临床以汗热咸而黏、如珠如油，虚烦躁扰，口渴欲饮，皮肤皱瘪，尿少面赤，唇舌干燥，脉细数等为特点。暴病亡阳常可逆转，肿瘤亡阴则不易逆转，但仍须及时救治，以期延长生存时间。

（4）亡阳证：亡阳证是指体内阳气极度衰竭的危重证候。肿瘤中晚期正虚邪盛，大汗，大失血，或部分患者化疗后正气亏损，若继发感染易出现亡阳证而危及生命。临床以冷汗淋漓、汗质稀淡、神情淡漠、肌肤不温、手足厥冷、呼吸气微、面色苍白、舌淡而润、脉微欲绝等为特点。亡阳证若救治及时，多可逆转，反之，则亡阳渐进，阴液亦随之消亡。

总之，八纲辨证虽然每一纲均有其独特的内容，但它们是互相渗透、相互关联甚至可以相互转化的，临床必须把握阴阳这个总纲，才能有条不紊地准确辨证。

（二）气血津液辨证

气血津液辨证，是在脏腑学说理论指导下，分析气血津液的病理改变的一种辨证方法。气血津液的病证，一般可分为两个方面，一是气、血、津、液的亏虚不足，属虚证范畴；一是气、血、津、液的运行障碍，表现为邪实有余，属实证范畴。

1. 气病辨证

《素问·举痛论》说："百病皆生于气也。"肿瘤的形成与发展，也大都与气的病变有关。

（1）气虚证：气虚证是指元气不足，气的推动、温煦、固摄、防御、气化等功能减退，或脏腑功能减退所表现的虚弱证候。临床表现为少气懒言、神疲乏力、呼吸气短，或头晕目眩、自汗、活动后诸症加剧、舌质淡嫩、脉虚无力等。肿瘤久病体虚，或老年体弱，或营养不良患者常有气虚证。

（2）气陷证：气陷证是指以气虚升举无力而反下陷，或内脏位置不能维固而平垂所表现的虚弱证候。气陷是气虚进一步发展的一种特殊表现形式，可见于胃肠道肿瘤及某些妇科肿瘤患者。临床除上述气虚证候外，还有腹部坠胀，或脱肛、子宫脱垂等。

（3）气滞证：气滞证或称"气郁证""气结证"，是指人体某一部分，或某一脏腑经络的气机阻滞、运行不畅所表现的证候，多由情志不舒，或邪毒内阻等引起。临床表现为胸胁脘腹等处胀闷、疼痛，攻窜阵作，部位不固定，或肿块时聚时散等。

（4）气逆证：气逆证是指气机升降失常，气上冲逆所引起的证候。肿瘤患者临床常见肺、胃、肝胆之气上逆。若肺气上逆者，则可见咳嗽、喘息、咯血等；胃气上逆，则可见呃逆、嗳气、恶心、呕吐等；肝胆之气上逆可见头痛、目眩、口苦、吞酸，甚则气从少腹上冲胸咽等。

2. 血病辨证

肿瘤大都有血病证候表现，因病因不同而有寒热虚实之别。根据其临床表现一般可分为血虚证、血瘀证、血热证、血寒证等。

（1）血虚证：血虚证是指血液亏虚，不能濡养脏腑、经络所表现的全身虚弱证候。在肿瘤的发生发展过程中，形成血虚的原因甚多，如肿瘤久病、脾胃虚弱、生化乏源；或肿瘤引起的各种急、慢性出血；或肿瘤本身伤气耗血；或肿瘤手术、化疗之后；等等，均可出现血虚证。临床表现为面色无华或萎黄，口唇、齿龈、眼睑、爪甲色淡白，头晕眼花，心悸失眠，手足发麻，妇女月经量少、色淡，月经延期甚或闭经，舌质淡，脉细无力等。

（2）血瘀证：血瘀证是指瘀血内阻所引起的一组证候。中医学认为，肿瘤之肿块（瘤体），大多为瘀血与毒邪内结，日久形成如石之状。因此，血瘀是肿瘤形成的重要原因。血瘀证的临床表现为：①疼痛：疼痛如针刺或刀割，痛有定处而拒按，疼痛以夜间加剧，或痛无休止。②肿块：肿块位于肌表，或在腹内，肿块触之坚硬如石。③出血：出血反复不止，血色紫暗或夹有血块，或便色黑如柏油，或崩中漏下，或闭经。④干瘦：俗称"干血痨"，面色黧黑，或肌肤甲错，形瘦而肌肤晦暗。⑤舌脉：舌质黯淡，或边有瘀点、瘀斑，脉细涩。

（3）血热证：血热证是指血分有热，或热邪侵犯血分所表现的证候。肿瘤血热证多由气滞血瘀日久化热，或热毒内盛，血热瘀毒互结导致脏腑火热炽盛，迫血妄行所引起。临床表现为咳血、吐血、衄血（如鼻衄、齿衄、肌衄）、尿血、便血、妇女月经过多甚至崩中漏下，心烦口渴，局部灼热掣痛，舌质红，脉弦数或滑数。

（4）血寒证：血寒证是指寒邪凝滞血脉而导致血行不畅所表现的实寒证候。妇科肿瘤见血寒证，临床可有少腹疼痛喜暖、形寒肢冷、月经错后、崩漏夹血块、色紫暗、舌质黯淡、苔白、脉沉迟涩等。

3. 气血同病辨证

气血同病辨证是用于患者既有气病，又兼有血证时的一种辨证方法，无论肿瘤发生在人体的任何部位，都会不同程度地引起气血的变化。因而，气血同病辨证是肿瘤诊断中最为常用的辨证方法，对肿瘤的诊治具有十分重要的意义。临床常见气滞血瘀、气虚血瘀、气血两虚、气不摄血、气随血脱等证。

（1）气滞血瘀证：气滞血瘀证是指由于气滞不行以致血运不畅，出现既有气滞又有血瘀的证候，是肿瘤过程中最常见的证候之一。务因情志不舒，肝气久郁不畅所致。临床可见胸胁胀痛，急躁易怒，或见胁下痞块，刺痛拒按，妇女可见闭经或痛经，经色紫暗有块，舌质紫暗或有瘀斑，脉涩等。

（2）气虚血瘀证：气虚血瘀证是指既有气虚又兼有血瘀的证候，多因久病气虚，瘀血内停或肿埃内结日久，因瘀致虚，而形成正虚邪实的气虚血瘀证。此类证型亦是肿瘤过程中常见的证候之一。临床可见面色少华、气短懒言、倦怠乏力、疼痛如刺、痛处不移而拒按、舌质紫暗或见瘀斑、脉沉涩。

（3）气血两虚证：气血两虚证多见于肿瘤久病不愈所致气血两伤；或化疗、放疗、术后等损伤机体气血。多见于肿瘤中晚期，临床可见少气懒言、头晕目眩、面色淡白或萎黄、形体消瘦、舌质淡嫩、脉细弱等。

（4）气不摄血证：又称"气虚失血证"，是指因气虚不能摄血而致出血的证候，多见于肿瘤晚期。临床可见肿瘤日益增大、体倦乏力、面白无华，或吐血，或咳血，或便血，或崩中漏下，舌质淡，脉细弱等。

（5）气随血脱证：气随血脱证是指大出血时所引起的阳气虚脱之证候，多见于肿瘤中晚期，癌肿侵及血脉，以致络脉突然破裂出血。临床表现为大量出血同时面色苍白、四肢厥冷、大汗淋漓，甚至昏厥，舌质淡而有瘀斑、瘀点，脉微欲绝。气随血脱证是肿瘤的危急重症，须及时救治。

4. 津液辨证

津液辨证是分析、判断疾病中有无津液亏虚或水液停聚的辨证方法。

（1）津液不足证：津液不足又称"津亏"，是指由于津液亏少，失去濡润滋养功能而出现的以燥化为特征的证候，多为肿瘤放疗后，或因汗、吐、下及失血后或因发热等所致，临床可见口干咽燥、口渴欲饮、唇焦鼻燥、小便短少、大便干结、舌质干红或光嫩、无苔少津、脉细数。

（2）水湿内停证：水饮内停证是指津液输布、排泄失常所导致的以水肿为主的病证，多见于晚期肿瘤患者，为肺脾肾输布、调节水液的功能失常，或肿块压迫或阻塞经脉水道所致。临床表现为全身或局部不同程度的水肿、尿少腹胀、纳呆便溏、神倦肢困、舌淡胖而黯、苔白滑、脉沉迟无力。

（3）痰湿凝聚证：痰湿凝聚证是指痰、饮、水、湿等体内病理产物停聚日久，阻于脏腑、经络之间所引起的病变。肿瘤至痰浊凝聚证阶段多为一个漫长的渐进过程。临床表现为局部包块或肿胀、痰核瘰疬、乳癖等。

（三）脏腑辨证

脏腑辨证是根据脏腑的生理功能、病理特点，对疾病证候进行分析归纳，借以推究病机，判断疾病的病变部位、性质、正邪盛衰等情况的一种辨证方法。它是其他多种辨证方法的基础。因为，中医辨证时，虽有多种辨证方法，如上所述八纲辨证、气血津液辨证等，它们各自有不同特点，但在确定病位、病机时，无不与脏腑密切相关。任何致病因素，如外感六淫，或内伤七情，或毒邪瘟疫都是通过影响脏腑功能引起疾病的，所以，脏腑辨证在临床诊治疾病时具有其他辨证方法无法替代的重要作用。

由于肿瘤疾病的复杂性及证候的多样性，决定了脏腑病辨证的内容极为丰富。现仅将临床上比较常见、较为典型的证候归纳如下。

1. 肺阴虚证

肺阴虚是肺阴亏虚、虚热内生所表现的证候，常见于晚期肺癌、喉癌及支气管肿瘤患者，为邪热瘀毒蕴肺日久，耗伤肺阴；或头颈部肿瘤如鼻咽癌等放疗后，癌毒虽除，肺阴已伤。临床表现为干咳少痰，或痰少而黏不易咯出，口燥咽干，形体消瘦，午后潮热，五心烦热，或痰中带血，盗汗，气息短促，声音嘶哑，舌红少津，脉细数等。

2. 痰热壅肺证

痰热壅肺证是指痰热互结，壅闭于肺，致使肺失宣降所表现的肺经实热证候，主要见于中晚期肺癌素体强壮者，或其他肿瘤并发肺部感染所致之痰热内盛者。临床表现为咳嗽咯痰、痰稠色黄、胸部灼痛、发热口渴、气喘息粗，甚则鼻翼煽动、大便秘结、小便短赤，舌红苔黄，脉滑数等。

3. 寒痰阻肺证

寒痰阻肺是指寒邪与痰浊交阻，肺失宣肃所表现的证候，多见于肺癌患者脾气素虚，或肺癌久治不愈，损及肺脾而致脾肺两虚，水湿寒邪交阻于肺。临床表现为咳嗽痰多色白、易咯、胸闷胸痛、息促气短、纳少神疲，或哮喘痰鸣、形寒肢冷，舌质淡，苔白腻或白滑，脉濡缓或濡滑等。

4. 饮停胸胁证

饮停胸胁证是指水饮停于胸胁之间，气机受阻所引起的证候，常见于中晚期肺癌之癌性胸水、心包积液、上腔静脉综合征患者，多因中阳素虚，气不化水，水停为饮，或癌毒浸润，肺失通调，水液运行输布障碍，流注胁间所致。临床表现为胸胁胀闷疼痛、咳唾痛甚、气息短促，或头面、胸部及上肢浮肿，舌苔白滑，脉沉弦等。

5. 脾气虚弱证

脾气虚弱证是指脾气不足，运化失职所表现的虚弱证候，常见于各种肿瘤体虚者及肿瘤化疗、放疗、手术后。临床表现为腹胀纳差、食后胀甚、大便溏薄、肢体倦怠、少气懒言、形体消瘦、面色萎黄、舌淡苔白、脉缓弱等。

6. 脾气下陷证

脾虚气陷证是指由于脾气亏虚、升举无力而反下陷所表现的证候。多见于晚期胃癌、大肠癌、子宫癌等以及癌性低热患者。临床表现为肛门重坠作胀，食后尤甚；或便意频频，肛门重坠；或久泻不止，甚或脱肛、子宫下垂；或长期低热，伴气短乏力，食少便溏，舌淡苔白，脉缓弱等。

7. 脾胃湿热证

脾胃湿热证又称湿热蕴脾证或中焦湿热证，是指由湿热内盛，或停留于中焦或下注于胞中所表现的证候。多见于胃癌、肝癌、胰腺癌、胆囊癌及子宫癌等患者。临床表现为脘腹痞闷、呕恶纳呆、肢体困重、大便溏泄、小便短黄，或面目、肌肤发黄如橘色，或身热不扬、汗出而热不解，或带下色黄、量多腥臭，舌红苔黄腻，脉濡数或滑数等。

8. 胃阴不足证

胃阴不足证是指由于胃之阴液不足，胃失濡润和降所表现的证候。多见于胃癌及放疗后或其他肿瘤晚期恶液质患者。临床表现为口燥咽干、饥不欲食、脘痛隐隐、干呕呃逆、大便干结、小便短少、舌红少津、脉细数等。

9. 大肠湿热证

大肠湿热证是指湿热毒邪侵袭大肠所表现的证候。多见于大肠癌患者体质较强者。临床表现为腹痛拒按；或腹内肿块，部位固定，推之不移；大便夹有黏冻或便下鲜血，小便短赤，身热口渴，肛门灼热，舌红苔黄腻，脉滑数等。

10. 大肠虚寒证

大肠虚寒证是指大肠气弱，寒湿内盛及久病脾气虚弱、脾阳受损所表现的证候。此证可由大肠湿热日久致虚而成，多见于大肠癌晚期脾肾虚衰者。临床表现为腹痛隐隐，绵绵不休，大便溏泄和便秘交替出现，或便时艰涩、虚挣，肛门下坠，四末欠温，神倦无力，小便清长，苔白，脉沉弱等。

11. 肝气郁结证

肝气郁结证是指肝失疏泄，气机郁滞所表现的证候。多见于肝癌、食管癌、胃癌等消化道肿瘤及乳腺癌、卵巢癌等肿瘤早中期正盛邪实阶段。临床表现为胁肋或少腹胀痛、窜痛，纳呆，胸闷易怒，或乳房胀痛，月经不调甚则闭经，或咽部梗塞，或胁下有痞块，苔薄白，脉弦等。

12. 肝胆湿热证

肝胆湿热证是指湿热毒邪蕴结于肝胆所表现的证候。多见于肝癌、胆囊癌、胰腺癌及男女生殖系统肿瘤。临床表现为胁肋胀痛，或胁下有肿块，或身目发黄、纳呆腹胀、口苦口干、大便不爽、小便短赤，或睾丸肿胀，或妇女带下黄臭，苔黄腻，脉弦数或滑数等。

13. 肝火上炎证

肝火上炎证是指肝胆火（毒）热内盛，上逆或横逆伤及血络，火热迫血妄行所表现的证候，又称肝火内盛。多见于白血病、肝癌等体质较盛者。临床表现为胁肋灼痛、烦躁易怒、大便秘结、口干口苦、小便短赤、发热、吐血或便血、血色鲜红量多、舌红苔黄、脉弦数等。

14. 膀胱湿热证

膀胱湿热证是指湿热毒邪侵袭膀胱，以小便异常为主的证候。多见于膀胱癌、前列腺癌等泌尿生殖道肿瘤。临床表现为尿色鲜红，或伴有尿频、尿急、淋漓不尽或尿道灼痛，尿黄赤短少，口干苦，或伴身热，苔黄腻，脉数等。

15. 肝肾阴虚证

肝肾阴虚证是指肝肾阴液亏虚，阴不制阳，虚热内扰所表现的证候。多见于肝癌、肾癌、前列腺癌及妇科肿瘤等晚期患者。临床表现为五心烦热、盗汗，或头晕目眩、耳鸣健忘、口燥咽干、失眠多梦、胁痛、腰膝酸软，男子遗精，女子月经量少，舌红少苔，脉细而数等。

16. 脾肾阳虚证

脾肾阳虚证是指脾肾阳气亏虚、温化失权所表现的证候。可见于胃肠癌、前列腺癌、肾癌等肿瘤晚期患者。临床表现为形寒肢冷，面色㿠白，腰膝或下腹冷痛，久泄久痢不止，或五更泄泻，完谷不化，或面浮身肿，甚则腹胀如鼓，舌质淡胖，苔白滑，脉沉迟无力等。

17. 脾胃虚寒证

脾胃虚寒证是指中焦脾胃阳气失于温运而表现的虚寒证候。多见于消化系统肿瘤晚期。临床表现为腹胀纳少、腹痛隐隐、喜温喜按，或脘腹畏寒、四肢欠温、口淡不渴、大便溏薄，或下肢浮肿、小便短少，或妇女带下量多稀薄，舌质淡胖，苔白滑，脉濡缓或沉迟而弱等。

18. 心脾两虚证

心脾两虚证是指心脾气血不足，机体失养所表现的虚弱证候。多见于血液系统肿瘤及其他各种肿瘤放疗、化疗、术后体虚者。临床表现为倦怠乏力、心悸怔忡、失眠多梦、头晕健忘、食少腹胀、便溏、面色萎黄，或见皮下瘀斑，女子月经量少色淡、淋漓不尽，舌质淡嫩，脉细等。

第四章　肿瘤的治疗原则与方法

第一节　中医肿瘤治疗原则

中医肿瘤治疗原则是在中医整体观念和辨证论治思想的指导下，经过反复实践检验而形成的，是对中医治则治法的运用和发挥。临床上必须通过对肿瘤患者的病因、病机、发病、病情、转归等进行全面分析和准确判断，才能正确地应用中医治疗原则。中医治疗原则决定了治疗方法和手段。不同的治疗原则既有其独立的临床指导意义，也常互相配合，协同运用。常用的中医肿瘤治疗原则有综合治疗、标本缓急、扶正祛邪、因人因时因地制宜、治未病等。

一、综合治疗

肿瘤的中医综合治疗原则是在继承中医治疗思想和经验的基础上，经过长期大量临床实践后逐步形成的，临床医生应根据病人的全身状况、脏腑功能、肿瘤情况、疾病阶段、前期治疗、发展趋势等，经过综合分析判断后制定出合理的方案，有计划、合理地应用现有治疗方法，取长补短，协同增效，减少副反应，以期最大幅度地提高治疗效应。中医综合治疗主要包括传统中药及其制剂、手术、针灸、食疗、心理、气功等治疗方法，也要综合考虑西医的手术、化疗、放疗、免疫治疗等方法。

中医学从来都是兼收并蓄的，不断吸取当代科学技术和哲学成果为己所用，并完善和发展自身的理论体系与方法。中医从不排斥任何有效的治疗方法手段。如张仲景《伤寒杂病论》虽以汤药为主，却也针、灸、食疗、外治诸法结合应用，后世医家又代有发展。

　　肿瘤的治疗方法多种多样，单独使用某种方法都有其局限性和缺点，治疗的适应证和效应也就存在局限性和不足，有计划、合理、适度地应用各种治疗方法，不仅可以大大提高肿瘤治疗效应，而且可以拮抗某些治法的副作用，从而给病人带来最大收益。一般地说，比较局限的肿瘤要先手术治疗，以后根据手术情况，再加用中医药和/或放疗或化疗。但临床上，大量的肿瘤患者已经失去手术机会，转而选择保守疗法为主，其中相当多的患者寄希望于中医药，单独应用中医药或结合放、化疗方法，使不少病人获得了很好时临床效果。但有些医生过度重视"肿瘤"而忽略了生长肿瘤的人，对病人进行了没必要、超常规、无效益、增损害的不当治疗或过度治疗，如晚期癌症病人已有转移扩散，但无危及生命的急症或并发症，对其手术可能有害无益；有的肿瘤患者虽经多次化疗后仍然无法控制，且出现身体虚弱、骨髓及多脏器功能损害，此时再予化疗将事与愿违，加重病情；某些放射线非敏感肿瘤且有多处转移者，强行放射治疗则会徒增患者痛苦，危害病人。对于恶性度高、自然生存期短的肺癌、肝癌、胰腺癌等患者的危害尤为突出。不当治疗或过度治疗加重了机体损伤，降低了患者生活质量，缩短了生存时间。因此，在制定肿瘤综合治疗方案时，要求既注重瘤块，更要关注生长肿瘤的人，坚持治病求本的治疗思想，而这个最大的"本"就是病人的生存。

二、标本缓急

　　标本是一个相对概念，主要用以反映病变过程中各种矛盾的主次关系。这一原则的应用，主要是通过分析病证的主次轻重缓急，来确定治疗的先后步骤。恶性肿瘤患者常出现病证错综复杂的情况，医生应辨明标本主次的缓急，急则治其标，缓则治其本，若标本并重，则应标本兼顾。从人体的抗癌能力与致癌因素来说，抗癌能力为本，致癌因素为标；从致癌因素与临床症状来说，致癌因素是本，临床症状是标；从机体与肿瘤来说，机体为本，肿瘤为标；当肿瘤发生转移时，则原发肿瘤为本，转移瘤为标。标本不仅具有相对性，而且在一定条件下可以转化。因此，标本缓急原则要动态辩证地应用。

（一）急则治其标

危急重症，痛苦难当，甚至危及生命，其虽为标，应当先治，如肺癌大咯血，不能及时止血可能引起患者窒息死亡，故应先以止血，抗癌暂缓，又如直肠肿瘤，热盛伤津、气机阻滞、大便闭结，此时急攻腑实，则便通热解。

（二）缓则治其本

当病情没有急骤情况，则应根据患者全身状况、肿瘤情况、病势转归、病因机理，抓其根本，施以有效治疗。

（三）标本兼治

当病情复杂，单治标或单治本都不适于病情时，应标本兼治，以期收到最好效果。如癌性胸水，由于胸水压迫，出现呼吸困难时，应逐水利水与扶正抗癌并用，则可收取较好效果。

三、扶正祛邪

就正邪关系而言，肿瘤的发生和发展变化，是正气与邪气相互斗争的过程。正邪相争的胜负决定疾病的进展。因此，正确运用扶正与祛邪的原则，是肿瘤治疗取得疗效的关键。

正即正气，指脏腑组织的功能活动和抗病能力，以及机体生命活动的物质基础，如阴精、阳气、血液、津液；邪即邪气，指各种致病因素及其病理产物，如六淫、疫病、食积、气滞、痰饮、瘀血、毒邪。扶正是指通过药物或其他方法补助脏腑气血阴阳不足，协调气机，增强体质，提高抗病能力和恢复健康的治疗原则。常用中医扶正治疗法则如益气、补血、养阴、填精、温阳等。祛邪是指通过药物或其他方法驱除各种致病因素及其病理产物，以达到除病愈疾的原则，常用中医祛邪治疗法则如行气、化瘀、软坚、攻下、散结、化痰、以毒攻毒等。此外，肿瘤治疗中广泛使用的手术、放疗、化疗、支持治疗等手段的运用，也要受到扶正祛邪原则的指导。

扶正与祛邪的共同目的都是为了祛除机体内的病邪，消除肿瘤，恢复健康。在运用扶正祛邪原则时，要根据患者全身状况、脏腑功能、肿瘤大小、病程、病期、病势，判断正邪双方的对比情况，把握其辩证关系，决定祛邪和扶正的先后主次。还要注意祛邪防伤正、扶正勿留邪。此外，放疗、化疗既是祛邪的方法手段，又由于其所产生的毒副反应而成为损伤正气的重要因素。因此，减轻放、化疗毒副反应就成了扶正祛邪的新的内容。

中医扶正祛邪主要方法是中药及其制剂，其他如食疗、针灸、气功、心理疗法等亦常结合应用。

四、因人因地因时制宜

因人因地因时制宜也是整体观念和辨证论治精神的重要体现。由于肿瘤的发生、发展、转归不仅与个人体质和精神状况有关，也与时令、气候、地理环境有关。因此，治疗时必须综合考虑诸方面因素，制定相对个体化的治疗方法，才能获得良好的治疗效果。

（一）因人制宜

因人制宜是指根据患者年龄、性别、体质、生活习惯、精神状态等不同特点，来考虑对其治疗的原则。

因年龄制宜：人在生、长、壮、老的不同阶段，其气血精神形质各有特点，其病理表现和治疗反应也各有不同，治疗用药应有区别。老年人脏腑衰惫，生机减退，攻邪用药应比青壮年者力缓量轻，而小儿生机旺盛，但脏腑娇嫩，易虚易实，故用药慎毒，用量宜轻。

因性别制宜：男女性别有异，男子以精气为主，女子以血为主，更有经、带、胎、产的生理特点。故肿瘤不仅有特定或多发的脏腑组织的区别，更有不同的病因机理，治疗时应结合不同性别的生理病理特点施治。

因体质制宜：体质有强弱和阴阳寒热之偏，而人的体质是影响肿瘤发生、发展、转归的重要因素，有时则是决定性的因素。在临床上常表现出不同的证候，辨证用药时应重视患者体质差异。

因生活习惯制宜：饮食习惯、某些嗜好都能明显影响人的体质和肿瘤的发生、发展及转归。如长期嗜食酸菜易发食管癌，长期过量摄入动物脂肪易发结肠癌、乳腺癌、前列腺癌，长期食用黄曲霉素含量高的食物易发肝癌，长期嗜烟者易患肺癌，等等。治疗时应结合这一情况选择改变患者某些不良习惯和偏嗜，提高疗效。

因情志制宜：不同的精神状况和情绪在肿瘤发生、发展、转归中起着重要作用。精神压力大，情绪抑郁者易患乳腺癌，而疏肝解郁治法对其具有重要意义。一些肿瘤患者当得知自己患病时，常心理压力过大，情绪失控，从而导致病情迅速恶化，而能够积极面对、乐观向上、主动调节情志的患者，则常会有奇迹出现。

（二）因地制宜

不同地区由于地理环境及人们生活习惯的不同，会对人的生理活动和病理变化产生影响。如我国西北高原地区，气候寒冷，干燥少雨，而东南地区地势低洼，温湿多雨，人的体质不仅有相对强弱之异，肿瘤发病及其证候表现亦有所偏，在治疗上也存在一定差异。肿瘤"因地"不同而高发的现象尤为突出，如食管癌多发于华北、西北，尤其是太行山南段，肝癌则多发于东南沿海地区。治疗时，应全面考虑这些因素，施以不同的治疗，从而取得更好的疗效。

（三）因时制宜

人与自然界存在着密切联系，时令变化对人体生理、病理、诊断、治疗、预防有一定影响，将这些影响考虑到临床防治和养生之中，制定出适宜的防治措施，对肿瘤的防治具有积极意义。

因时制宜的运用有两大方面：一是与年月日节律相结合，二是遣药用针时注意四时气血之浮沉。《素问·六元正纪大论》说："先立其年，以明其气。"认为治疗疾病先应确立纪年的干支，掌握该年的大运司天、在泉、主气、客气等变化情况，用作立法用药的参考，即所谓的"必先岁气"。而一年之中，更要注意人体春夏阳气多阴气少、秋冬阴气盛阳气衰的特点，以及"五脏各以其时受病"（《素问·咳论》）的规律，五脏补泻也应顺应四时五行规律，所谓"合人形以法四时五行而活"（《素问·脏气法时论》）。根据时气的寒热，用药尽量"用寒远寒""用热远热"。此外，人体气血盛衰与月亮的盈亏有关，故提出"月生无泻，月满无补，月郭空无治，是谓及时调之"（《素问·八正神明论》），这在女性肿瘤治疗时更有意义。日节律在现代被研究和应用较多，人体阴阳盛衰消长有明显的昼夜节律，若能掌握选时择日规律用药或用针，能明显提高疗效，降低副作用。

五、治未病

治未病有两种含义：一是防病于未然，二是患病之后防其传变。本文主要讨论后者。临床上，既患肿瘤必当求治于各种治法手段，而不论哪种手段，都务求消除肿瘤，防止复发和转移。可见治未病原则在肿瘤治疗中的重要意义。

肿瘤早期，病变局限，正气未衰，应及早采用各种有效方法，祛邪务尽，防止病变由轻变重，由局部蔓延至全身。肿瘤既除（如手术切除），其主要任务是防止复发和转移。应根据肿瘤发生的脏腑组织及其传变趋势、正气强弱程度和临床证候特点，施法用药，防其复发和转移。肿瘤已属晚期，正虚邪实，需带瘤治疗者，也应根据"五脏相通，移皆有次；五脏有病，则各传其所胜"（《素问·玉机真脏论》）的规律，在治疗原脏腑肿瘤的同时，防治其传变，以取得最大的治疗效应。

第二节　中医肿瘤治疗方法

中医治疗肿瘤的方法是丰富的，并不断得以发展，在中医治疗思想和原则的指导下，各种治疗方法（简称疗法）和中医理论特有的辨证论治体系中的治疗法则交互运用，凸显出中医治疗肿瘤的特色和优势。人们认为肿瘤的形成与气滞、痰湿、瘀血、毒邪有关，是"积聚之病"，所以使用一攻法、二消法、三补法、四散法治疗肿瘤。在肿瘤的治疗上，除采用内服药物治疗外，还用外敷药、手术切除、烧灼术等方法治疗。

一、常用中医治疗法则

肿瘤复杂难治，往往多个脏腑组织受累，寒热交错，虚实互见。应用中医治疗法则时，不仅要注意各种肿瘤的特点，更要注意病人的个体差异，把握好治瘤与"治人"的关系，人是第一位的。只有准确辨证，恰当选用治法，才能取得良好的效果。同时，要把握好病证变化，适时调整法则。还要对药物的性味、作用、特点、毒性、用量、配伍、用法有很好的理解和把握。

（一）扶正培本法

《素问·刺法论》指出："正气存内，邪不可干。"强调了正气对疾病发生和防御的重要意义。恶性肿瘤发病迅猛，邪毒嚣张，病情险恶，病人多具有进行性消瘦乃至恶病质的特点，并出现阴、阳、气、血偏虚的见症。人体气血阴阳有着相互依存的关系，阳虚者多兼气虚，气虚者又易导致阳虚，气虚和阳虚常表示机体功能的衰退；阴虚者每兼血虚，而血虚又易导致阴虚，血虚和阴虚常表示体内精血津液损耗。扶正培本就是指扶助人体的正气，调节阴阳、气血的不平衡，以提高患者抵御肿瘤的能力，控制肿瘤的发展。扶正补虚法的应用除了辨阴阳气血之亏外，还要辨虚在何脏而采取相应的治法。在补阳时避免耗阴，在养阴时防止碍阳。扶正培本包括扶助补养五脏气血阴阳的多个具体治疗法则常用治法如健脾、补肾、补血养血、滋阴润燥等。临证运用诸法则时，应辨清气血阴阳盛衰和虚损之脏腑，并把握脏腑间相互关系，再予单独或联合补益五脏。其中重点在于脾肾二脏。要运用好补益各法，还要注意补益药的偏性，补气补阳不能过于温燥而伤阴津，补阴养血勿过于滋腻而滞碍脾胃。除了药补，还应积极配合食补等其他疗法。常用扶正培本法有如下几种。

1. 健脾法

脾主运化，为气血生化之源，为后天之本。肿瘤日久，必伤脾胃，脾虚失健，气血生化无源，又湿浊停蓄，加重疾病。临床常见头昏乏力、精神困倦、纳呆食少、腹胀腹泻、自汗易感，舌淡边有齿痕，苔白，脉细缓。用药如人参、党参、黄芪、白术、茯苓、山药、薏苡仁、炙甘草。方如四君子汤、补中益气汤。临床使用健脾药时又常与陈皮、砂仁等和胃药配合使用，以提高疗效。

2. 补肾法

肾主藏精，为一身阳气之根，为先天之本，人体机能活动均有赖于肾中阳气推动。肿瘤病久，损及肾中阴精阳气，出现肾阴肾阳亏虚。临床常见头晕目眩、腰膝酸软，偏肾阴虚者并可见耳鸣耳聋、遗精盗汗、五心烦热、骨蒸潮热，舌红少苔，脉细数。用药如地黄、何首乌、女贞子、枸杞子、山萸肉、紫河车等。偏肾阳虚者并可见畏寒肢冷、神疲无力、腰重脚肿，小便不利或夜尿多，阳痿，舌淡脉虚弱，用药如杜仲、锁阳、巴戟天、鹿角胶、淫羊藿、附子、肉桂等。方如六味地黄丸、金匮肾气丸。临证需注意阴阳互生和乙癸同源理论的应用。

3. 补血养血法

肿瘤耗伤阴血，常致阴血亏虚。临床常见头昏乏力、心悸气短、面白少华、唇甲淡白，妇女可经少经闭，舌质淡，脉细。需结合脏腑与血液生化关系、气血互生关系进行补血养血。常用补血养血药如阿胶、熟地、当归、何首乌、鸡血藤等。方如四物汤。

4. 养阴生津法

阴液是人体生命活动的重要物质，肿瘤病人或因病久耗伤，或因热毒灼伤，常现阴液不足，甚至阴虚生内热而进一步耗伤阴液。临床上常见口干，形瘦乏力，手足心热或伴低热、盗汗，舌红嫩瘦，苔少脉细或细数。由于肺胃、肝肾之阴更易受伤，应用养阴生津法时，宜结合相关脏腑用药。常用养阴生津药如生地、沙参、麦冬、玄参、石斛、玉竹、百合、黄精、天花粉、白芍、知母等。

（二）清热解毒法

恶性肿瘤病情险恶，癌块溃破则流血渗液腥臭，溃而难收，历代医家称为"恶疮""毒物"，认为是内有邪毒留着，郁久化热所致。如宫颈癌病人的五色带下臭秽；肝癌患者有烦热，黄疸，邪热迫血妄行则吐血或便血；肺癌出现脓血痰；结肠癌见脓血便；白血病的吐衄发斑等，并伴见发热、五心烦热，口渴溺黄，便结或带下，舌红苔黄，脉数者，皆为热毒蕴积，治宜清热解毒。此法在肿瘤临床中使用较广泛。这里所讲的热指里热证，里热证由于病情发展变化阶段的不同，以及患者体质情况的差异，临床症状可以有各种表现，因而处方用药亦有不同。如以气分实热为主者宜兼用泻火药，以血分实热为主者宜用凉血药，属瘀热者宜配活血化瘀药。所选用的药物除具有清热解毒的功效外，还兼有抗肿瘤的效果。本类药物有较广泛的药理效应，在体内或体外均有一定程度的直接或间接抑、杀肿瘤细胞的作用。如从长春花、三尖杉、喜树、青黛、汉防己中分别提取的长春花碱类、三尖杉酯碱类、喜树碱类、靛玉红、汉防己甲素等，皆为疗效较肯定和药理研究较深入的抗癌药。有些药物不但有抗肿瘤的效果，还能提高机体免疫功能，如白花蛇舌草、山豆根、汉防己、穿心莲等，能提高单核巨噬细胞或白细胞的功能，或提高淋巴细胞的功能，用白花蛇舌草、半枝莲、山豆根等药物组成的复方与化学药物同用，初步见到能增强化学药物的治疗效果；汉防己、青黛等配合放射治疗有协同作用；某些清热解毒药尚能影响机体内分泌系统，如白花蛇舌草可能增强肾上腺皮质功能，而肾上腺皮质激素能提高化学药物的治疗效果，说明清热解毒药可能对化学治疗和放射治疗有增效作用。本类药物多有较广的抗菌谱，有消炎、退热、散肿、排毒或中和毒素的作用，有的还能抑制病毒。通过观察感染瘤株及未感染瘤株的生长情况及动物实验，发现炎症和感染是促使肿瘤扩散恶化的条件之一，由于这类药物能控制肿瘤周围炎症和其他感染，在一定程度上有助于控制肿瘤的发展。目前在用中药治疗肿瘤时，使用具有清热解毒作用的中药较多，主要是取其祛邪作用，对肿瘤细胞直接的杀灭作用，对肿瘤引起的发热有较好的效果。清热解毒药性多寒凉，易伤脾胃，影响运化，损人阳气，服用时间过长和分量过多，对身体会产生不良影响，凡脾胃虚弱、胃纳不佳、肠滑易泻及阳气不足的患者宜慎用，或适当辅以健脾药。

（三）活血化瘀法

人身气血运行于脏腑经脉、四肢百骸，升降出入，流畅无阻，气血相依，气为血帅，血为气母。气郁、气滞、气聚等皆能凝血成瘀，出现积聚肿块。肿瘤的形成与气滞血瘀有关。由于血行不断，瘀血凝滞，"不通则痛"，患者每有固定性疼痛，疼痛时间较持续而顽固。因血行不畅或局部瘀血故可见颜面暗晦，指甲及皮肤粗糙无光泽，舌质瘀暗、舌面瘀点或瘀斑、舌下静脉淤血等。属血瘀者宜用活血化瘀法治疗。临床上气滞可以导致血瘀，血瘀也常兼气滞，故本类药物常与行气药同用，以增强活血化瘀的功效。又血遇寒则凝滞，对寒凝血瘀者宜配温里药以温通血脉。活血化瘀药依其作用强弱又可分为和血、行血、破血之类，前者药性较平和，后者较为峻猛。用活血化瘀法可以改善肿瘤患者血液的高凝状态，改善微循环，某些有活血化瘀作用的中药有直接杀灭肿瘤细胞的作用。临床上放疗时配合使用具有活血化瘀作用的中药可以减轻或防止放疗后出现的纤维化。活血化瘀方药可以促进新陈代谢，改善血液循环，增加血管通透性，软化结缔组织，消炎止痛，可能改善实体瘤局部的缺氧状态，提高对放射治疗的敏感性。由于癌瘤周围有大量纤维蛋白沉积，并形成纤维蛋白网络，使抗癌药物和免疫活性细胞不易深入瘤内，因而癌组织周围纤维蛋白的积聚，是癌细胞得以在体内停留、生长、发展，最后形成癌块或转移灶的重要因素之一。有些活血化瘀药具有增强纤维蛋白溶解性和降低纤维蛋白稳定性的作用，从而可以防止或破坏肿瘤周围及其癌灶内纤维蛋白的凝集。通过改善肿瘤组织的微循环及增加血流量，使抗癌药物、免疫淋巴细胞到达肿瘤部位，发挥抗癌作用，另一方面，有人提出由于包裹肿瘤的纤维组织溶解破坏，给肿瘤细胞的扩散创造了条件，若单独使用无抗癌作用的活血化瘀药有可能促进肿瘤扩散，故本类药物应与抗癌药配合使用为宜。在使用活血化瘀法的同时要注意机体的情况，凡正气不足者应酌情配伍补益药物以扶持正气。对出血患者、月经过多以及孕妇等，皆宜谨慎使用。常用活血化瘀药如丹参、当归、川芎、赤芍、红花、桃仁、三七、乳香、没药、三棱、莪术等。

（四）除痰散结法

脾为生痰之源，肺为贮痰之器，脾肺津液不布，功能失调，水湿内停，兼之邪热熬灼，遂凝结成痰。中医学中痰的概念较为广泛，认为"顽痰生百病"。古人还有"痰之为物，随气升降，无处不到""凡人身上中下有块者，多是痰"的论述，故肿瘤每与"痰滞作祟"有关。临证常见痰热在肺则咳喘吐脓血（如肺癌）；在食管、胃脘则呕秽痰涎，饮食难进（如食管癌、胃癌）；流窜皮下肌肤则成痰核、瘰疬、瘿瘤、乳石痈（如颈部肿瘤淋巴结转移、淋巴肉瘤、甲状腺瘤、乳腺癌等）；痰饮泛滥、痰热瘀结经络则足肿，有腹水或黄疸（如肝癌）等等，并伴见脘腹满闷、痰涎难咳、舌苔白厚或腻浊、脉滑，治宜化痰软坚，除痰散结。痰的成因很多，从其性质来讲，又可分为湿痰、燥痰、热痰、寒痰、风痰、老痰等。《景岳全书》告诫"见痰休治痰"，"善治者，治其生痰之源"，方为正本清源之法：若肺热熏蒸生痰者宜清热除痰；燥邪伤肺、津液被灼、津灼成痰者宜润燥除痰；脾不健运、蕴湿成痰者宜配健脾燥湿药；肾虚水泛成痰者又宜配温肾壮阳药；又气滞易于生痰，痰郁则气机亦阻滞，故除痰散结药中亦常加入理气之品以调畅气机。本类药物均有不同程度的抑杀肿瘤细胞的作用，善于消散囊肿及其他良性肿瘤，亦可能有减少或控制恶性肿瘤周围炎症分泌物的作用。药如浙贝母、川贝母、白芥子、半夏、瓜蒌、天南星、山慈菇、黄药子、僵蚕等。

（五）以毒攻毒法

肿瘤病之根本在于正虚与邪毒痛结，邪毒深陷非攻不克，攻法之中，使用性峻力猛的有毒之品以攻顽除坚，即是以毒攻毒法。由于肿瘤是邪毒凝结所致，且多属阴邪，故以毒攻毒法多用辛温大热有毒之品，取其开结拔毒之效。药物毒性有大小不同，应根据患者体质状况和耐受力，把握有毒药品种、用法、用量、用药时间、配伍等，方能收到好的预期效果。特别值得注意的是一些剧毒药物的有效剂量与中毒剂量很接近，要谨慎使用，密切观察毒性反应，适可而止，并继之使用无毒或小毒药物以扶正祛邪。临床较少单独全程使用毒药攻逐，多在综合治法中加入以毒攻毒药物或在病程的某个阶段使用。常用的以毒攻毒药物如斑蝥、蟾蜍、蛇毒、红娘子、全蝎、蜈蚣、守宫、土鳖虫、蛴螬、水蛭、雄黄、砒石、轻粉、生半夏、生天南星、生附子、乌头、急性子、雪上一枝蒿、钩吻、藤黄、狼毒、马钱子、巴豆、干漆、洋金花、常山、独角莲、芫花、大戟等。以毒攻毒类中成药剂如三品饼、五虎丹、鸦胆子乳剂等。

（六）外治抗癌法

外治抗癌法包括外用中草药及针灸治疗恶性肿瘤。部分肿瘤在中医学中属痈疽疮疡肿毒的范畴，历代外科名家创立了许多有效的外治膏、丹、丸、散，常选用金石矿物类及芳香走窜类药物。辨明机体的寒、热、虚、实之后，配以不同性质的药物。通过外治敷贴，以化散其毒，不令壅滞，消痛溃坚。如用信枣散、鸦胆子外用治疗宫颈癌，用皮癌净、猪屎豆外敷治疗皮肤癌、淋巴转移癌等；用药烟吸入法治疗肺癌、鼻咽癌；用清热解毒药或泻下逐水药外敷治疗肝癌或肝癌腹水等，每每取得效果。现在，人们利用熏、洗、敷、贴、满、吹等外治方法，治疗皮肤、五官九窍等浅表部位的癌肿，有良好的止痛、消块、逐水作用。

二、中医临床疗法

常用中医疗法有药物、手术、针灸、食疗、心理及气功疗法等。外科手术曾在汉晋华佗时达到当时的世界领先水平，但此后发展滞缓，至今被西医外科所取代，但上述其他疗法均具有明显的中医特色和优势，在现代综合防治肿瘤中发挥着积极作用，并占有重要地位。临床上，中医治疗手段的选择和运用，必须依据病情，在中医治疗原则的指导下运用，同时，要结合西医的治疗情况适当选择。

（一）药物疗法

药物疗法是临床最常用的一种治疗手段，它是以药物为主进行施治的方法。由于现代中药制剂的研发和推广，中药剂型已非常丰富，除汤剂和丸、散、膏、丹、酒、露等传统剂型外，片剂、颗粒、胶囊、口服液、栓剂、注射剂等多种现代制剂已在临床广泛应用。

中药的运用离不开中医理论的指导。通过准确辨病辨证，恰当选用中医治疗法则，根据中药四气五味、升降浮沉、脏腑归经、相互配伍等来体现药效作用，这是中医的特色和优势，而最能体现这种特色和优势的，仍然是中药汤剂。在使用中成药，特别是现代中药制剂时，更要注意中医理论的指导，才能产生更好的疗效，避免不良反应的发生。

依据药物的不同剂型和给药途径分为口服、注射、外敷、肛肠、阴道等给药。

（二）针灸推拿疗法

针灸疗法立足于整体调节，在抑瘤、提高机体免疫功能、改善临床症状及减轻放、化疗毒副反应等方面，都取得了一定进展，成为防治肿瘤的有效方法之一。

1. 针刺法

根据针刺理论，选用适形针具，刺入经络脸穴并施以相应手法，从而达到解除病痛的方法，即针刺法。针刺治疗肿瘤，具有疏通经络、宣散气血、协调脏腑、平衡阴阳等作用，从而达到抑制肿瘤、改善临床症状、解除病痛的目的。常用于癌痛、呕吐及肿瘤综合防治。

2. 灸法

灸法是指采用艾炷或艾条，或其他适宜燃体，在体表腧穴或患部点燃熏照，产生温热或灼痛感觉，达到防治疾病目的的方法。灸法治疗肿瘤具有温阳益气，散寒温经，活血化痰，平衡脏腑阴阳作用。它不仅是物理的温热效应，艾绒等药物经穴位透射入皮肤经络，还能发挥药物的效应。灸法治疗肿瘤时，必须把握其适应证为阳气虚衰或阴阳两虚、寒滞络脉、气血瘀阻之证。常用灸法有艾炷灸、艾条灸、灯火灸、蜡灸。艾炷灸法易生灸疮，故亦称瘢痕灸。近年创造的隔姜灸、隔盐灸、隔蒜灸、隔饼灸等方法可避免灸疮，亦有较好疗效。

3. 推拿疗法

推拿又称按摩，是运用不同手法施加于患者身体，引起局部和相应脏腑反应，从而达到调整机体功能，消除病痛的方法。推拿治疗肿瘤，具有调节阴阳、疏通经络、解郁、活血散瘀、强壮筋骨等作用。推拿疗法临床运用广泛，但骨肿瘤或骨转移瘤应慎用，避免造成骨折。

（三）饮食疗法

饮食疗法是中医学的重要组成部分。早在我国古代医事制度中，就曾设有专门管理饮食卫生、研究食物烹调方法和疾病饮食调养的"食医"，在《内经》中更有许多食疗理论记述。中医学从"医食同源"的观点出发，认为食物不仅具有营养作用，还具有寒热温凉之性和酸、苦、甘、辛、咸、淡之味，并入归不同脏腑。以食物性味之偏调整脏腑阴阳之偏，可以使机体阴阳平衡、气血平和，从而实现疗疾养生的目的。中医强调辨证施食是中医临床治疗学的又一特色。

（四）心理疗法

现代心理学认为，情绪体验在人的行为或活动调节方面起着巨大作用。若能准确地把握患者的心理活动，施以恰当的心理暗示、引导等方法，使之产生较强的调节作用，可以恢复机体的功能平衡，从而达到治疗疾病的目的。

中医学对精神、情绪的研究早在《内经》中就有较系统记载，后世又进一步发挥和发展，形成了独特的中医认识体系，强调神是精神意识、感觉思维和运动的主司，是生命活动的根本，在生命之初就已生成，神的物质基础就是精。广义的神包括神、魂、魄、意、志和思、虑、智等内容，分别为心、肝、肺、脾、肾五脏所主藏。神与五脏又相互作用和影响，形成密不可分的统一体，由此形成"形神合一""神藏五脏""七情制约""得神者昌，失神者亡"等理论概括。

喜、怒、忧、思、悲、恐、惊七种情志的产生，是以脏腑功能活动为基础的，脏腑功能活动失调可以引起情志异常，而异常的情志活动也会损伤脏腑功能，恰当的情志调节则可帮助脏腑功能的恢复，达到祛邪疗疾的目的。从肿瘤发病看，情志因素确实起着重要作用，如内向不稳定型的个性，长期悲观忧郁、精神压抑等消极心理状态，都可能导致肿瘤的发生。历代医家均发现了情志因素在肿瘤发病中的重要作用。

罹患肿瘤之后，病人必然产生重大心理变化，表现出恐惧、焦虑、抑郁、悲伤、绝望等消极情绪。如不能尽快排解则会严重影响治疗效果。《素问·汤液醪醴论》说："精神不进，志意不治，故病不愈。"这是因为"神去之"而病不能愈。可见，健康心理状态是治愈癌症的重要前提。

1. 癌症病人的心理反应

（1）悲伤和绝望：这是一种常见的消极情绪反应。由于平时所形成的"癌症是不治之症"的错误认识，当得知自己罹患癌症时，遂产生"将要死亡"的判断，而人都是乐生而恶死的，于是悲伤由生，甚至绝望欲死。这种消极心理状态必然导致人体机能下降，加速癌症的发展。

（2）恐惧与焦虑：这也是常见的一种情绪反应，可以在整个病程中反复出现。其产生原因是复杂的，首先是社会上普遍存在的"恐癌心理"的影响，其次是人的个性对焦虑和恐惧的耐受力的影响；再次是病人种种烦恼的干扰。这种不良的心理状态会加速癌症的发展。

（3）怀疑和抑郁：是病人初期常见的心理反应之一。其产生与长期受疾病折磨和生活环境的改变有关，是一种消极情绪，不利于治疗和康复。有些性格内向的患者还易产生孤独、悲伤、忧郁等情绪。

（4）愤怒与仇视：一部分癌症病人具有攻击性，或病后孤独感和失助感强烈，均可引发这种情绪。医生需耐心解释，善于让病人发泄自己的情感以逐步消除愤怒与仇视。

（5）希望与乐观：这是一种积极的心理状态。乐观积极的心理状态不仅能提高治疗效果，有时甚至在被认为无可救药时能帮助患者奇迹般地战胜癌症。

（6）信念与拼搏：这是癌症病人最佳的心理状态，具有这种心理状态的患者，会坚持必胜的信念，顽强地同病魔作斗争，完成心理上的升华。

了解癌症病人的心理状态，对实施治疗是有益的，因为即使进入康复期，病人在患病期间的心理状态也很难一时改变，医生要帮助其恢复良好的心理状态，才能把情志调整好，并积极地参与治疗康复行动。

2. 癌症病人的心理治疗

癌症不仅仅是肉体上的问题，而且是一个人所发生的整体问题，包括肉体、精神、家庭亲情与社会关爱等方面，所以癌症心理治疗需要医生、病人、家庭、社会的共同参与，最大可能地使病人心理和躯体免受伤害，获得康复。

病人对癌症承受能力有很大差别。一般而言，绝大多数癌症病人在等待诊断结果时，大都怀着希望与忧虑，尽力控制自己，以紧张的心情期待着。而一旦病人得知诊断后，可能无法承受。一些晚期肿瘤病人家属，往往要求医生暂不告知病人真实诊断或病情，以求避免病人的过度悲伤和绝望，让其在"希望"中度过最后时光，但多数病人最后还是会知道自己的病情。因此，医生应在充分给予病人希望和信心的基础上，逐步释放诊断信息，使病人在抱持希望的基础上，承认癌症事实，并迅速投入积极的抗癌治疗之中。

研究表明，抑郁、悲伤、绝望等消极情绪反应，能抑制自身的自然防御和抗病能力，使肿瘤细胞易于产生，病情迅速恶化。所以，要使癌症患者尽快从恐惧、悲伤中解脱出来，树立强烈的求生意志和坚定信念，以良好的情绪和勇气，克服各种困难，积极正面地参与到治疗康复中去，这样他们的存活时间才可能大大超过预期年限，而且其生活面貌也会发生大大改观。因此，任何癌症患者应有一个合理、有效、适合的治疗计划。这个治疗计划不仅针对疾病本身，还应包含精神、肉体的统一，以及家庭与社会的关怀与支持，从而对治疗结果产生更大的积极效应。心理治疗的基本目标是坚定生存信念和驱除焦虑、恐惧、抑郁、悲伤、绝望等情绪。

心理治疗的形式和内容十分丰富，其中最基本的是心理支持疗法。通过劝导、解释、鼓励、安慰、暗示等方法，增强病人承受压力的能力。常用的还有行为疗法，即把各种心理病态和躯体症状均视为异常行为，通过自我调控异常行为，建立新的健康行为，以代替异常行为。这里既需要患者积极主动的配合，又需要采取恰当的行为治疗技术，并根据病情变化不断调整。下面介绍两种常用心理康复疗法。

(1) 集体心理治疗：这是针对具有共同问题的特殊人群同时进行的心理治疗方法。包括集体训练、集体教育、成立各种问题小组等。

(2) 暗示疗法：这是一种古老而确有一定效果的常用心理疗法，可以单独进行，也可以与其他治疗综合进行。暗示疗法分为"他暗示"即通过他人实施的暗示和"自我暗示"即病人把某一种观念加给自己的暗示。国外实行的想象疗法，即属"自我暗示"。暗示疗法可使患者增强战胜疾病的信心，减轻精神压力，对癌患者康复是有益的，但应在医生指导下进行，避免乱用。

(五) 气功疗法

气功是练功者通过调身、调心、调息相结合来发挥自身内在潜能，达到增强体质、祛病延年的一种保健医疗方法。气功疗法历史悠久，在保健强身、防病治病等方面积累了丰富经验，气功对于慢性病、疑难病，以及恶性肿瘤的治疗康复有一定疗效。

1. 气功疗法

抗肿瘤的作用和机理气功疗法是以中医学的阴阳、气血、脏腑、经络、人与天地相参、形神合一等基本理论为基础，通过调身、调心、调息，借外气助内气，以达到疏通经络、通畅气血、调节脏腑功能、扶正祛邪的目的的。中医学认为，肿瘤的形成是由于正气不足，脏腑功能失调，导致气血瘀滞，痰凝毒聚，蕴结日久而成。通过气功的锻炼，能激发内在潜能，使正气来复，脏腑经络功能恢复，痰凝瘀毒化解。气功在肿瘤辅助治疗方面的作用主要表现在以下几方面：①调养心神，使神、魂，魄、意、志得以安宁，则脏腑功能协调、健旺；②改善内环境，激活潜在抗癌能力，抑制肿瘤生长，防止复发、转移；③改善或消除临床症状，提高生活质量。

2. 练功要领及注意事项

（1）练功要领。气功流派很多，各种不同功法都有其不同的特点和要求，但其基本内容不外乎3个方面：调身（姿势）、调息（呼吸）、调心（意念），即所谓气功的"三要素"。练功者须结合自身实际选择功法，掌握要领，循序渐进，坚持练习。气功的要领主要有以下几个方面。

①松静自然：在练功过程中，自始至终都要贯彻"松静"原则。"松"是指全身肌肉和精神意念的放松；"静"指排除杂念，思想活动相对单一化，使大脑处于安静状态。"自然"则是要求在练功过程中自然舒适，不拿劲，也就是要顺乎自然，意念活动不可过分集中，做到似有似无、绵绵若存。

②意气合一：指以意领气或以气领意，以至意气合为一体。开始时用意诱导气的运行，而随着练功的深入，达到气到意到，使形、气、神俱练的程度。

③上虚下实："上虚"指上元（脐以上）转虚；"下实"指下元充实，即"虚其胸，实其腹"，具体是指练功时重心放在脐下，使整个身体稳如泰山，舒适自然。

④火候适度：在练功中，用力和用意的强度要适当，首先姿势做到放松、自然、舒适得力，既不能紧张，也不能松懈无力；呼吸时要深长细缓，不要勉强用力或刻意控制。意念的强度也要适中，做到"不可用心守，不可无意求，用意着相，无意落空，似守非守，绵绵若存"。练功时间也要适当，太短难以奏效，过久则容易疲劳。以求达到功时不勉强、功后头脑清、全身无不适、精神更愉快的境界。

⑤练养相兼：指练功和合理休养结合起来。就是在练功过程中，密切配合休养。特别是癌症患者体力较差，在练功时稍现疲劳，即可放弃意守，单纯放松，静养待疲劳解除后，继续练习，这样相辅相成，收效更大。

⑥循序渐进：练功时，应先打好基础，由简到繁，循序渐进，逐步掌握，坚持练习。切莫急于求成，或不从自身病情出发，任意选功盲目硬练，结果事与愿违。

（2）练功注意事项。

①练功首先要将自己所练功法的动作、呼吸、意气要领弄清楚，将手法、穴位选好找准。一般要选择空气新鲜、环境安静的地方练功。在室内也要注意环境安静和空气流通。不宜迎风或在电扇下练功。

②要充分发挥患者的主动性，循序渐进地进行锻炼，不要带着思想问题和紧张不安的情绪来练功。练功前要做好准备工作，使情绪安定下来，解好大小便，放松腰带，取下手表、眼镜，以免影响气机和血液循环。

③练功的时间及次数要适当，不要太长，要留有余力。应以留有余兴，不感疲劳为度。不要在过饱或过饥时练功。练功过程中要节制房事，对酒、烟、茶及

辛辣之物应适当控制。

④练功中体内出现热、胀、酸、痛、痒、麻、凉、虫爬、肌肉跳动等感觉，这是正常的练功反应，是体内气机发动的现象，不要惊恐紧张，也不要好奇追求，一切顺其自然。练功中突然受到惊扰，如大的响声、别人骚扰或练功中出现奇特现象，不要紧张、害怕，找出原因，使情绪安定下来再练功。

⑤练功时，做到起功稳、练功稳、收功稳，不可草率起功和收功，以免气不归原或气机紊乱，引起偏差。若练功中出现偏离正常的现象，如内气不止，或岔气乱行，或气停不散；外动不止，跳动不已；受惊或对幻景信以为真的入魔情况时，则应立即停止练功，采用针灸、推拿及外部拍打法治疗，严重者可参照精神病进行治疗。

第五章　肿瘤中医食物疗法

中医食物疗法是中医学的重要组成部分，被中医称为"医经"的《素问·脏气法时论》说："毒药攻邪，五谷为养，五果为助，五畜为益，五菜为充，气味合而服之，以补益精气。"强调了饮食营养的治疗功效和恢复健康的作用。早在《神农本草经》中就记载了山药、薏苡仁、芡实、百合、赤小豆、大枣、龙眼、蜂蜜等食用药物的治病功效。唐代医学家孙思邈在其著作《备急千金要方》中特别列出"食治"一门，详细介绍谷、肉、果、菜等食物的疗病作用，认为合理而适宜的饮食物是人体生存必不可少的，具有"悦神爽志以资气血"的功效，但必须调养得法，故《备急千金要方》说："不欲极饥而食，食不可过饱；不欲极渴而饮，饮不欲过多。"我国古代的医事制度中，就设有专门管理饮食卫生、研究食物烹调方法和疾病饮食调养的"食医"，其职责范围和工作内容相当于现代的营养师，说明我国营养学的研究已有悠久的历史。

食疗是现代综合疗法中不可缺少的一部分，通过食物的特殊配合应用，可促进病理改变的早日终止，正常生理的早日恢复，以及症状的提前消失。用食物来培补虚损，恢复元气，以抵御疾病的侵袭，维护健康，这就是食疗所要达到的目的，也就是食疗学所要研究的内容。食疗的特点是可以就地取材，简单易行。食疗对慢性病尤为适宜，它不像药物易于使患者厌服而难以坚持。因此食疗是一种比较理想和有效的医疗保健措施。

中医学从"医食同源"的观点出发，认为人体有病要先考虑以食物治疗，没有效果再用药物。古人还强调能用饮食疗法治病者，方称得上高明的医师。明代药物学家李时珍在《本草纲目》中罗列谷、果、菜、禽、鱼、介类食物中药共 462 种，如紫菜、海带也是佐膳菜肴，而这些海藻类因富含碘质又能预防或治疗单纯性甲状腺肿大；食醋是调味食品，但食醋中含有醋酸、琥珀酸、氨基酸等，在室内熏蒸时可以抑制流感病毒的繁殖与蔓延。以食药入方的目的主要是为了增强疗效，制药毒性和顾护脾胃，如白虎汤中以粳米来制石膏大寒之性，乌梅丸中的米、大乌头煎中的蜜，均用来降药毒性、缓和峻猛。十枣汤中的大枣十枚则是用来顾护脾胃，防止攻逐太过，如此等等。

第一节　中医养生学与中医饮食疗法

《内经》中的"法于阴阳，和于术数，食饮有节"是后世养生长寿公认的准则。饮食必须从维持人体阴阳平衡为出发点，从而形成中医食疗阴阳整体论观点。后天脾胃论在中医食疗理论中表现就更为突出，无论是养生健身、补益延年、增智长寿、养育胎元，或是不同疾病的饮食营养，皆须重视后天脾胃。防范伤及脾胃的外感、内伤、饮食劳倦等多种因素，都须抓住理脾保胃的根本，即治虚证以补中为主，治实证也须顾脾胃之气，而调治后天脾胃的原则不外"补虚泻实"。《素问·痹论》也指出："饮食自倍，肠胃乃伤。"《素问·生气通天大论》谓"膏粱之变，足生大丁"，指出过量的滋腻荤腥、肥甘厚味不仅无益于身体，还会引起痈肿疔疮之病。说明适当地补充营养对治疗有利，但进食过量，反而有害。故在疾病过程中不可勉强进食，疾病初愈更不能骤然暴食。元朝忽思意所著的《饮膳正要》，继承了我国古代食、养、医结合的传统，对每一种食品都同时注意到它的养生和医疗效果。各家论述归纳到一点，即为"饮食有节"，包括了节制和调节两重意义，涉及四时饮食的调节、食量的节制、食物温度的适中、食物性味的调配以及节制某些生冷有害不洁饮食物等内容。这种"饮食有节"的养生学说，千百年来为我国广大人民所拥护和遵循，对人们的健康起到了巨大的作用。

第二节　肿瘤饮食的宜忌

中医饮食疗法是研究饮食调养的科学，而饮食宜忌是饮食调养的关键。饮食物的性味功能决定了某些疾病不适宜这类食物而适宜另一些食物，即所谓"饮食宜忌"。古代医家通过实践，认为食物同中药一样具有"咸、酸、苦、甘、辛"五味和"寒、热、温、凉"四气。食物的性味必须与人或疾病的属性相适应，否则会引起反作用而影响健康和疗效。与病相宜则食，与身为害则禁。前者即为食疗或食养，后者谓之"禁口"或"忌口"。唐代以后出现了一系列食疗专书，如孙思邈著《千金食治》、孟诜著《食疗本草》、昝殷著《食医心鉴》、陈士良著《食物本草》、元代忽思慧著《饮膳正要》，这些论著以传统的中医理论为指导原则，总结了食用本草和日常饮食的疗病作用及各种疾病的饮食宜忌，着眼于食物的营养和性味，以及机体能否耐受及运化。如小儿疳积，萎黄瘦弱，脾胃虚衰，运化无权，此时如过食奶油、鸡鸭、鱼虾等，则食反为累，脾胃更伤，适得其反。脾胃虚弱及久病初愈者慎进食肥甘厚味，即《景岳全书》强调的"新愈之后，胃气初醒，尤不可纵食"。热病或邪实者勿食燥热炙煿之物，寒病或体虚者应忌食寒湿生冷之品，避免"抱薪救火"之弊。对于各种疾病的饮食宜忌原则，是从中医营养学原理和辨证论治实践中引申出来的，《素问》谓："肝苦急，急食甘以缓之；心苦缓，急食酸以收之；脾苦湿，急食苦以燥之；肺苦气上逆，急食苦以泄之；肾苦燥，急食辛以润之。""肝色青，宜食甘；心色赤，宜食酸；肺色白，宜食苦；脾色黄，宜食咸；肾色黑，宜食辛。辛散，酸收，甘缓，苦坚，咸软。"如肝胆疾病胁痛苦满，呕恶厌食，可给予莲子糖水、薏米山药糖粥，取甘味缓肝之急，莲子、薏苡仁、山药等健脾祛湿，防止甘甜助湿。中医学亦十分讲究食物与药物的宜忌，某些饮食物与药物因其性味相反，彼此有拮抗作用，合用时能降低疗效，如人参甘温补气，不宜与辛凉耗气的萝卜同用；用辛热壮阳的鹿茸治疗时，不宜服食寒凉生冷的水果或蔬菜，此为相忌。某些饮食物与药物有协同作用，合用时能提高疗效，如《金匮要略》的当归生姜羊肉汤，用辛热的当归、生姜配合甘温的羊肉，可治疗产后宫寒血虚之妇女腹痛；《十药神书》的人参大枣汤，用甘温补气的人参配合甘温补脾生血的大枣，治疗各种血证出血后元神虚衰；又如民间常用的胡椒炖猪肚，用辛热的胡椒配合甘温补中的猪胃，治疗虚寒胃痛，皆有较好的疗效，此为相宜。我国人民在日常生活的长期实践中证明某些食物与中药配合能促进患病机体早日康复，这就是科学，生硬地强调食物一概不能与药物同用是片面的看法。

一、对不同癌痛、不同病期辨证施膳

辨证配膳是中医食疗学的一条基本原则，根据不同的病情，结合病人的禀赋、年龄、嗜好及环境等各种因素，全面综合分析，准确地辨认出不同的"证"，遵循"寒者热之""热者寒之""虚者补之""实者泻之"的原则，调配恰当性味的饮食，以达到祛除病邪的目的。在性味偏于寒凉、具清热泻火作用的水果中，梨擅清肺热，马蹄清胃热，苹果清心热，桑椹清肝热，香蕉则偏于清大肠热。身体虚衰和病后初愈的调养，是促使机体康复的重要环节。此时胃肠薄弱，运化欠佳，切忌食用黏腻厚味及油炸鱼肉等食品，如羊肉、狗肉、鸡肉、对虾等温热食物，而选用容易消化吸收，又能促进胃肠消化功能的粥类以调养，是中医饮食疗法的特长。《医宗金鉴》谓："新愈之后，脏腑气血皆不足，营卫未解，肠胃未和，惟宜白粥自养。"民国名医张锡纯推崇山药、薏苡仁煮粥，纳入适量柿霜，谓之"珠玉二宝粥"，有健脾醒胃之功效，尤宜于虚人。另外，《医

学从众录》载"鱼胶糯米散"治疗脾胃虚弱、月经过多，亦有相当的疗效。

　　癌症病人应该忌吃什么食物，与各种癌瘤的特性、癌瘤所侵犯的脏腑，以及患者的体质反应有关。对肿瘤病人来说，膳食治疗要达到以下几个目的：①供给病人各种必需的营养素，以保证机体提高抗病能力、修复病损组织。肿瘤病人多体虚宜补。温气多用植物类食物，补味多用动物类食物。此外，还应视其阴虚、阳虚，分别予以清补（补阴血）和温补（补阳气）之品。②选用对肿瘤有治疗作用的食品，以达到抑制或杀灭肿瘤细胞，延长病人的生存期或从根本上治愈的目的。③选择能健运、调整脾胃功能的食品，以保持良好的脾胃功能。抗肿瘤治疗的不良反应或患者的情志不畅，皆易伤及脾胃，故必须十分重视患者的脾胃功能。因脾胃为后天之本，气血生化之源，主运化腐熟与转输，故膳食要避免过于腻滞，以免壅中困脾；也要避免过用辛燥，以防伤阴耗气；还要注意调摄冷暖，适时进餐，恰当调配食物的色、香、味、形，并兼顾患者的饮食喜好，以保持旺盛的食欲和良好的脾胃功能。

　　在晚期癌肿中，食疗的意义特别重要。一般晚期癌肿的治疗原则，以对症、支持治疗为主。食疗在这两方面均可发挥较大的作用。肿瘤患者应忌食肥腻难消化和燥热刺激物，如油炸狗肉、五香羊肉、炖公鸡、炸牛排之类，其禀性燥热肥腻，每每形成胃肠积滞，且狗肉及公鸡之温燥最易动风化火，劫烁胃阴，余如烧炙食物、炸花生、烈酒、辣椒、吸烟等，对于癌症邪毒炽盛、有里热瘀血者尤应忌口；癌病者宜吃新鲜鱼肉和蛋奶类，凡霉变、熏制食物皆勿吃，盐渍食物应少吃，如霉咸鱼、熏制肉、泡咸菜、臭豆腐等，既缺乏机体必需的营养素，又易蕴湿化火，多吃无益。另外，癌症病人不必戒食水果，但对于脾胃虚寒者，如胃癌腹痛、肠癌泄泻等，水果中性属生冷之西瓜、梨、马蹄不宜吃。如肺癌病人见咳嗽、咳痰、痰血等，属阴虚痰热内蕴，应忌劫阴生痰的辛辣、鱼腥发物，以及壅气类食物；肝、胃、腹腔内各种恶性肿瘤并发腹胀、腹水时，宜多食淡渗利尿的食物，而忌壅气类食物，如芋艿、番薯、洋葱、南瓜之类。癌肿患者的脾胃功能低下，特别是在接受放疗、化疗后，常有脾失健运的临床表现，所以黏腻、腥膻、生冷等不易消化及有刺激性的食物应适当避免。

对于恶性肿瘤应辨病与辨证相结合，例如胃癌患者，原则上宜选择营养丰富、健脾养胃的食物，方如黄芪白及粥类；肺癌当选润肺止咳类药膳，如百合冬草粥、贝母甲鱼汤；而同一胃癌患者，又有虚寒证和湿热证之分，前者宜选温性食物或药膳，后者适宜清利之品。治疗中晚期原发性肝癌应从两方面入手，一则扶正施食：气虚用红枣、桂圆、扁豆、胡桃等，方如人参粥、扁豆山药粥；阴虚则宜选白木耳、绿豆、丝瓜，方选生地粥、杞子粥、冰糖黄精汤，气阴两虚可用人参麦冬五味子粥、芪地粥。二则活血软坚，常用海藻、海带、紫菜、荸荠等，如桃仁粥、山楂煎。

二、癌症的"戒口"问题

探索癌症食物宜忌，是病者和临床家所关心的问题，也就是通俗所提的"癌症戒口"。应遵循以下原则。

（1）根据中医理论的阴阳、五行理论对疾病和食物属性进行分析，结合患者辨证情况，确定应予忌口的食物。《金匮要略》说："诸毒病得热更甚，宜冷饮之。"因此，如果癌症属寒性，则忌寒性的食品，宜服热性的食品。反之亦然。若癌症表现为阳证，则忌服热性的食品。食品的五味，除和五行有关外，与阴阳也有关。所谓"辛甘发散为阳，酸苦涌泄为阴，咸味涌泄为阴，淡味渗泄为阳"。因此，癌肿见阳证，应忌辛辣、甘甜的食品。

（2）根据其他辨证情况。癌肿表现出的辨证类型颇多，如有气滞、血瘀、湿热等。应针对这些情况，定出忌食的食品。食物中"气辛而荤，则性助火散气；味重而甘，则性助湿生痰；体柔而滑，则性通肠利便；质硬而坚，则食之不化；烹烧而热，则服之气壅"。因此，癌症属于热证、火证，应忌辛辣芳香、气味浓郁的食品，如韭菜、大蒜；属于湿性、痰症，则忌甘甜、黏腻的食品。体质柔滑的食品，如茄子、番茄，对于脾虚泄泻者不利。癌肿而见气滞、血瘀者，忌服壅气类食品，如土豆、花生。

总的说来，忌口要与辨证相配合。

三、对于发物的认识

讨论癌症戒口常会遇到"发物"这个中医特有的术语。发物泛指辛辣燥热刺激、肥甘厚味及低级海产生物等一类食物。《素问·热病论》谓："热病少愈，食肉则复。"指热性病稍好转进食肉类后会复发。《本草纲目》谓："羊肉大热，热病及天行病、疟疾后，食之必发热致危。"从以上论述逐渐发展为中医学食物疗法中"发物"的概念。病者食用高脂肪、高蛋白或刺激性食物后，机体对异性蛋白（特别是低等海产生物）的过敏会造成发热、皮疹、胃肠消化功能紊乱而出现腹痛、腹胀、腹泻或便秘；刺激性食物对消化管黏膜作用会造成发热、皮疹、黏膜及皮肤充血或溃破，这就是发物的致病机制和临床表现。

戒食发物是癌症戒口的常见内容，癌症的发物包括狗肉、公鸡、羊肉、蚕蛹、虾、蟹、螺、蚌、烟、酒等容易动风化火、生痰的食物，癌病者吃后虽不至于每吃必"发"，但多数人容易出现食物变态反应，并以此为诱因导致机体的进一步虚衰。肿瘤是一种全身性疾病，患者常有神经-内分泌功能失调使机体处于免疫应激状态、免疫功能低下，并伴有消化腺分泌障碍，胃肠充血而表现为消化吸收紊乱，此时如暴饮烈酒、肆吃虾蟹，机体容易对刺激性食物或异性蛋白的过敏原产生变态反应，出现发热腹痛、食欲减退，使正气更虚，继而诱发癌症的加重和复发，可知癌症戒吃发物具有一定的理论依据和实践验证。

中医提倡癌症适当戒吃发物，但发物的范围不应该肆意的扩大，有些人把猪头、猪蹄、鱼类、鸡、鹅、鸭皆归属到发物的范畴，使病者大有"开口便错""因噎废食"之虑，其实猪头肉、猪蹄与猪肉皆性味甘温，唯猪头肉与猪蹄较肥腻难消化而已，偶尔吃之亦不必拘泥；鱼类中的鲍鱼、水鱼、鱼鳔皆能养阴补血，是癌症病人常用的滋补佳肴。至于戒吃鸡、鹅、鸭更不必要，噎膈及反胃有部分相当于食管癌及胃癌，《本草纲目》里曾记载鸡肉馄饨等治"反胃吐食"及"老人噎食不通"。《张氏医通》及《本草逢原》皆载鹅血治噎膈，而冬虫草炖老鸭擅于滋阴补虚，对肺癌和肝癌邪热炽盛、纳呆消瘦者，常能收到良好的治疗效果。

四、肿瘤饮食辅助治疗

在癌症治疗中，放射治疗、化学药物都有不少毒副作用，因此，食疗的配合，更为重要。这时，更应破除对忌口的迷信，在能够消化的情况下，食用各类食品。

在癌症的手术前，食疗应以配合手术顺利进行为主。一般可用扶助元气、补益气血的食品为主。常用平补的食品，如桂圆、红枣、莲心之类。手术后恢复期，则应以补益气血、调整脾胃功能的食品为主。除莲心、红枣外，白糖糯米粥也是调补而又价廉的食品。还可治疗多汗、夜寐不安等手术后常见的症状。除补益外，还要增加一些通气、帮助消化的食品，如山楂、金橘、橘络等，以利手术后消化功能的恢复。如肺切除术后出现食欲不振，根据具体病情，可服用健脾益气、理气和胃、消食化滞或利湿清热的中药。药膳方选党参粥、党参炖肉、茯苓粥、砂仁粥等。手术后虚汗，可选用益气固表、养阴敛汗的药，如浮麦红枣汤、西洋参粥等。手术治疗后，食疗的目的是增加身体的抗癌能力，辅助其他治疗以避免今后可能出现的复发或转移，可以食用补益和可能具有抗癌作用的食物。

在放射治疗过程中，食疗应以开胃、增加食欲为主。饮食宜清淡、滋味鲜美、营养丰富。在放射治疗后期，常出现津液亏耗的情况，饮食中要增加养阴生津类的食品，应多食甘寒养阴生津之品，如白茅根汁、荸荠汁、梨汁等，而忌香燥、烩炙、辛辣、烟酒等刺激物。肺癌放射治疗结束以后，常出现种种放射反应，如口干、放射性肺炎等，应根据病情辨证选用养阴润肺、活血化瘀、益气生津或清热解毒的中药。远期也应以其他辅助治疗，避免复发、转移。

　　化学药物治疗中，最常见的副作用是骨髓抑制和消化功能紊乱，表现为恶心、呕吐、食欲大减。减轻化疗药骨髓抑制反应，可从健脾益气养血和补益肝肾两方面入手，嘱病人多食山药、扁豆、龙眼肉、大枣、花生仁、黑木耳、猪肝、糯米、甲鱼、猪骨、牛骨、羊骨等食物。若组合搭配，效果更好，但需注意消化问题。可用补血益气、健脾补肾的药膳方，如鸡血藤煎、首乌粥、豆蔻馒头、枸杞粥、菟丝子茶、虫草炖肉、黄芪汤等。出现气血两亏的状况时，可选用十全大补汤。胃纳减退，表现为舌苔厚腻时，应以理气和胃、化湿止呕为原则选择合适的食物，常用者如生姜、柑橘、陈皮、白萝卜、山楂、薏苡仁、白扁豆、山药、大枣、牛奶、蜂蜜、神曲等，可选用神曲粳米粥及薏苡仁粥等。恶心、呕吐时，可酌用生姜。酱生姜频频嚼服，常有较好的效果。舌苔厚腻时，还可用生姜片轻擦舌苔。减轻肝功能损害可多食具有滋养肝阴、清利湿热、疏肝利胆作用的食物，如赤小豆、西瓜皮、枸杞子、菊花、荸荠、山楂、甲鱼、苦瓜、荠菜、冬瓜、丝瓜、番茄、苜蓿、芹菜等。防治肾功能损害，宜多食具有补肾利尿作用的食物，如茯苓、绿豆、赤小豆、冬瓜皮、西瓜皮、玉米须、甲鱼、冬虫夏草等。使用蒽环类药物后表现为心律失常、心内传导阻滞、心肌缺血及慢性心肌病时，患者常自觉胸闷、心慌、心悸、乏力等，可以从益气养阴、宽胸理气、活血化瘀入手，服用葛根粉、大枣、百合、枸杞子、柑橘、山楂、槐花、麦冬、太子参等。口腔黏膜溃疡、糜烂、灼痛者应选具有养阴、清热解毒作用的食物，如西瓜、苦瓜、蜂蜜、藕、绿豆、梨、西红柿、芦根、荠菜、甘蔗、香蕉等。

第六章　肿瘤急症的中医治疗

第一节　中医急症治疗的发展

中医对于急症的抢救和治疗，自古以来积累了丰富的知识和经验，是中医药宝库的重要组成部分．历代医家对急症诊治规律和经验总结极为重视，早在《内经》中就对一些急症的病机作了精辟的论述。汉代张仲景《伤寒杂病论》创六经辨证，对外感高热、亡阳、急黄、暴泄、厥逆、出血等内科急症的辨证论治总结出较系统的理法方药，长期在临床应用，至今仍有临床实用价值。明代吴又可的《瘟疫论》、清代叶天士的《外感温热论》和吴鞠通的《温病条辨》创立了卫气营血和三焦辨证体系，尤其是对温病的高热、抽搐、昏迷、斑疹、吐血、厥脱等急救治疗总结出宣透、清气、泻火、攻下、清营、凉血、化斑、通络、开窍、救脱等治则，丰富了中医急症的证治内容。晋代葛洪的《肘后备急方》是一部治疗急症的专著，书中记载了"卒中恶死""卒心痛""卒腹痛""卒中风诸急""卒中诸毒"等急症及数以百计的急救方剂，是中医治疗急症的宝贵经验。唐代孙思邈的《备急千金要方》和《千金翼方》亦介绍了很多治疗急症的经验，方药及针药并用，简便有效。金元时期刘河间创立辛凉解表，泻火养阴法治疗热证，张从正善用汗、吐、下法，朱丹溪提倡从气、血、痰、火论治，李东垣主张升阳益气等等，各具特色。明代吴又可所著《瘟疫论》在六淫致病的基础上又提出"多种戾气致病"的观点，对瘟疫的治疗主张急症攻之。清代王清任对中风、惊厥、癫狂、心痛等急症善用活血化瘀之法。唐容川的《血证论》对血证急症的论治颇详，其方药沿用至今。古代医家对急症的实践和理论总结不断充实和丰富了中医急症的内涵。

"急则治其标，缓则治其本"是中医治疗的主要原则之一，肿瘤急症的辨证治疗是这一原则的具体体现。肿瘤病人在临床表现上错综复杂，特别是晚期病人，肿瘤原发部位的症状、浸润、转移症状及并发症掺合在一起，给辨证治疗带来很大困难。因此，必须根据具体情况，区别主次轻重、分清标本缓急，急则治其标，缓则治其本。在治疗过程中，病情出现了紧急危重的证候，若不及时处理将危及病人的生命或影响下一步的治疗实施，这时应先治疗急症；待肿瘤患者的病情较平稳、暂无紧急危险的证候时，再针对癌肿以治其本。如消化道或肺部肿瘤发生急性大出血时，其本虽在癌肿，出血为标，但若不及时止血，则病人的生命将受到危及，可以采用紧急止血等治疗措施待血止后，再考虑抗癌治本。如原发性肝癌的病人，当出现腹水胀满、呼吸喘促、二便不利等危急证候时，应先积极治疗解决标证的腹水，使腹水消退后，再治疗原发的癌肿。

近年来，各级中医医疗单位加强了对急症工作的领导和投入，促进了中医急症工作的开展和水平的提高，急救方药剂型的改进是中医急症治疗发展的重要方面。如古代常用急救名方"行军散"（《霍乱论》）、"还魂丹"（《备急千金要方》）是急救散剂的代表方。散剂具有入胃后直接吸收、服用后见效快的优点。再如用于治疗高热、昏迷、痉厥的名方紫雪丹《备急千金要方》、安宫牛黄丸（《温病条辨》）等亦是急救的代表方剂。用于急救的中药剂型的研制和改进取得了很大成绩，尤其是可供静脉滴注的中药制剂广泛应用于临床，改善了给药方法和途径，提高了临床疗效。如抗休克的生脉注射液、参麦注射液、参附注射液等，具有开窍醒神功效的醒脑静注射液、清开灵注射液等，具有清热解毒功效的双黄连粉针、穿琥宁粉骨，具有活血通络功效的脉络宁注射液、川芎嗪注射液，具有活血化瘀作用的丹参注射液，具有解热作用的柴胡注射液等都在临床上广泛使用。同时一批用于急症的口服中成药也在剂型上不断改进，使其更加适用于临床，如速效救心丸、麝香保心丸、紫地宁血散等。

第二节　常见肿瘤急症的中医药治疗

一、癌性发热

癌性发热主要是肿瘤在生长过程中，因营养物质供应不足等原因，部分肿瘤细胞坏死，释放毒素至周围血液所致。发热形式呈不规则状态，大多数病人表现为38℃以下的低热，少数也可出现高热。癌性发热增加了肿瘤病人的体力消耗和痛苦，如不积极治疗，可加重病情的进展，严重影响预后。早期预防，及时诊断和治疗，对于保证肿瘤病人的继续治疗、争取最高缓解率、保证病人的生存质量均有重要意义。

恶性肿瘤所致的免疫功能低下，或某些肿瘤患者所具的免疫缺陷，或患者经化疗及手术等使机体免疫能力进一步下降，以及肿瘤表面糜烂、坏死、黏膜表面糜烂、溃疡，各种与外界相通的插管为细菌入侵提供了窗口，这些均使患者感染危险进一步增加。化疗或放疗所致的骨髓抑制使作为机体重要防御功能的粒细胞减少是导致感染发热的最重要因素。

癌性发热多见于中晚期恶性肿瘤患者，患者由于长期与癌瘤抗争，正气消耗较多，机体相当虚弱，不能耐受峻猛攻伐之品。中医中药具有疗效好、不良反应小的优势，可长期服用。但临床辨证和处方用药时，还要考虑到对原发肿瘤的继续治疗，才能收到标本同治、稳定瘤体、减轻临床症状、改善生存质量、延长生存时间的作用。

（一）中医病机与治则

中医学中发热有外感发热与内伤发热之别。外感发热是因六淫或疫病等外邪入侵机体，正气与之抗争所致，一般起病较急，病程相对较短，临床起病常有恶寒，热型多为高热，外邪不除则热不消退。外感发热多属实证，治宜清透泄热，清热解毒。

内伤发热多为气血阴精亏虚，脏腑功能失调，郁而化火，一般起病较缓，病程相对较长，一般不伴有恶寒，热型多为低热，发热时作时止，或发无定时，或反复发作。癌性内伤发热有虚实之分，实证主要为气郁血瘀，虚证主要为气血两虚，阴虚火旺等。治宜清热解毒，泻火凉血，调和脏腑。

（二）治疗措施

1. 辨证论治

（1）里热炽盛

主症：壮热恶寒，头痛咽干，汗出烦渴，面赤心烦，大便秘结，小便黄短，甚则昏迷抽搐，斑疹血衄，舌淡红苔黄，脉沉数。

治法：清热解毒，生津止渴。

方药：白虎汤（《伤寒论》）合清营汤（《温病条辨》）加减。

石膏 30g，知母 15g，水牛角 30g，黄连 10g，金银花 15g，生地 30g，玄参 30g，连翘 15g，竹叶心 10g，麦冬 15g。

（2）阳明腑实

主症：壮热，日晡热甚，脘腹胀满，大便秘结或热结旁流，烦躁谵语，舌红苔焦燥起芒刺，脉沉实有力。

治法：清热解毒，通腑泻热。

方药：大承气汤（《伤寒论》）加味。

大黄 15g，芒硝 10g，枳实 12g，厚朴 12g，金银花 15g，连翘 15g，蒲公英 15g，黄芩 15g，生地 15g，玄参 15g，石膏 30g，甘草 5g。

（3）湿热蕴结

主症：身热不扬，汗出热不解，头昏重痛，脘腹痞满，纳呆呕恶，大便不爽，舌红苔黄腻厚，脉濡数。

治法：清热解毒，清化湿浊。

方药：甘露消毒丹（《温热经纬》）加减。

黄芩 15g，滑石 30g，连翘 15g，木通 15g，藿香 12g，泽泻 15g，鱼腥草 20g，薏苡仁 30g，绵茵陈 30g，金银花 20g。

（4）气血两虚

主症：发热不退，神疲倦怠，气短乏力，头晕眼花，食欲不振，汗出恶风，舌淡苔白，脉沉细弱。

治法：益气健脾，甘温除热。

方药：补中益气汤（《脾胃论》）加减。

西洋参 15g，北芪 30g，白术 15g，当归 10g，柴胡 12g，升麻 6g，陈皮 10g，鱼腥草 30g，甘草 6g。

2. 中成药

（1）新雪丹：有清热解毒之功效，用于各种类型的发热。每日 3 次，每次 4 片，温水送服。

（2）紫雪丹（《太平惠民和剂局方》）：用于邪热内陷心包而致的高热烦躁，神昏谵语，抽风惊厥，口渴唇焦，热感惊厥。每日 2 次，每次 1 丸，温水送服。

（3）双黄连气雾剂：含金银花、黄芩、连翘提取物，具有清热解毒之功效，用于各种外感发热。振摇均匀后，口腔吸入。每日 1~2 支，每半小时吸入 1 次，每次吸入 10~15 喷。

（4）复方双花口服液：含金银花、连翘、穿心莲、板蓝根提取物，有清热解毒、利咽消肿之功效。适用于各种外感发热。每日 3 次，每次 20mL，温水送服。

3. 针灸治疗

处方：大椎、十宣、曲池、合谷。

随症配穴：热毒炽盛加十二井点刺放血；阳明腑实加支沟、上巨虚；湿热蕴结加阴陵泉；气血两虚加气海、足三里。

操作：毫针刺，泻法，大椎、十宣、十二井穴点刺出血。

4. 中西医结合治疗

（1）热可平注射液：肌肉注射，每次 2~4mL，每日 2 次。

（2）柴胡注射液：肌肉注射，每次 2~4mL，每日 1~2 次。

（3）清开灵注射液：每次 20~40mL，加入 5% 葡萄糖注射液中静脉滴注，每日 1 次。

二、消化道梗阻

消化道梗阻常见于食管癌、贲门癌、结直肠癌、肝癌、腹腺癌、胃肠恶性间质瘤等消化系统恶性肿瘤，也可见于妇科肿瘤、肉瘤等其他系统的恶性肿瘤，临床诊治可按照中医学的"噎膈""反胃""便秘"等病证进行辨证施治。

"噎膈""反胃""便秘"虽均属于肿瘤引起的消化道梗阻，均可分为不完全性梗阻或完全性梗阻两类，但病变部位和临床表现不同。"噎膈""反胃"病变部位较高，常见于食道或胃的恶性肿瘤，临床症状以呕吐为主，时间久可出现大便量少或便秘。"便秘"病变部位较低，多发生于肠道，临床症状以大便干结难下，或便秘为主，严重者可出现呕吐。

"噎膈"与"反胃"虽以呕吐为主，临床表现亦有不同，噎膈临床表现是吞咽困难、饮食梗阻难下，甚至食入即吐。反胃临床表现为饮食尚能进，但食入一段时间后才呕吐，即所谓"朝食暮吐，暮食朝吐"。总之，临证时均须仔细鉴别，抓住其主要病机，分清标本虚实，在保护胃气的同时，还必须对原发肿瘤的继续治疗，方能取得良效。

噎膈

（一）中医病机与治则

噎膈临床较为多见，其表现为吞咽困难、饮食梗阻难下，甚至食入即吐，滴水难进。临床辨证首先要察其虚实，实证系气、血、痰三者互结于食道，虚证系真阴亏损、津液气血枯槁致食管干涩。一般早期以邪实为主，晚期往往由实转虚，表现为本虚邪实。初期治疗可以根据气结、痰阻、血瘀的不同，分别在理气、化痰、活血化瘀的基础上，加入滋阴、养血、润燥之品。后期则应根据津血枯槁及正气衰微程度，给予对症处理。

（二）治疗措施

1. 辨证论治

（1）痰气交阻

主症：痰气交阻于食道，食道不利，吞咽困难，胸膈痞满，症状常因情绪波动减轻或加重，舌淡红，苔白腻，脉滑。

治法：理气开郁，化痰润燥。

方药：启膈散（《医学心悟》）合旋覆代赭汤（《伤寒论》）加减。

旋覆花 15g，代赭石 30g，郁金 15g，砂仁 10g，荷叶蒂 15g，云苓 15g，守宫 6g，法夏 15g，沙参 15g，川贝母 12g，丹参 15g，甘草 5g。

（2）瘀血内结

主症：津液亏损，饮食难下，或纳后复吐，甚或呕吐咖啡样液体，胸膈疼痛，部位固定不移，肌肤枯燥，舌有瘀斑，脉细涩。

治法：滋阴养血，破血行瘀。

方药：通幽汤（《兰室秘藏》）合血府逐瘀汤（《医林改错》）加减。

桃仁 15g，红花 10g，生地 30g，熟地 30g，守官 6g，当归 15g，陈皮 10g，柴胡 10g，土鳖 6g，枳壳 15，赤芍 15g。

（3）津亏热结

主症：吞咽梗阻而痛，汤水尚能进，固体食物难入，形体逐渐消瘦，皮肤干枯，心烦口干，胃脘灼热，大便干结，小便短赤，舌质干红，干裂少津，脉细数。

治法：滋阴润燥，清热和胃。

方药：沙参麦门冬汤（《温病条辨》）合橘皮竹茹汤（《金匮要略》）加减。

沙参 15g，麦门冬 15g，天花粉 15g，玉竹 15g，守宫 6g，竹茹 10g，陈皮 10g，百合 15g，生地 30g，土鳖虫 6g，枳壳 15g。

（4）气虚阳微

主症：吞咽梗阻，水饮不下，泛吐清涎，精神疲惫，面浮足肿，脘腹胀满，形寒气短，面色苍白，舌淡苔白，脉细弱。

治法：健脾补肾，温阳开结。

方药：右归丸（《景岳全书》）合丁香柿蒂汤（《症因脉治》）加减。

北芪 30g，党参 30g，白术 15g，砂仁 10g，陈皮 10g，丁香（后下）6g，柿蒂 12g，法半夏 15g，熟附子 15g，肉桂 6g。

2. 中成药

（1）小金丸：每次 0.6g，每日 2 次。有化痰散结、祛瘀通络之功效。适用于寒痰交阻者。

（2）六神丸：每次 20 粒，每日 3 次。有清热解毒、消肿止痛之功效。适用于热毒瘀结之患者。

（3）金蒲胶囊：每次 3 粒，每日 3 次。有清热解毒、消肿止痛、益气化痰之功效。适用于痰湿瘀阻、气滞血瘀患者。饭后温开水送服。

3. 针灸治疗

处方：天突、膻中、中脘、内关。

随症配穴：痰气交阻加太冲、丰隆；血瘀癥积加膈俞、三阴交。

操作：毫针刺，泻法，每日 1~2 次，每次留针 30 分钟，电针可用疏波。

4. 中西医结合治疗

（1）中药直肠滴注：因肿瘤梗阻、吞咽困难、水饮不下者，内服药物难以奏效，采用"解毒得生煎"辨证加减中药直肠滴注给药，可取得满意疗效。"解毒得生煎"处方：大黄 20g，黄柏 15g，金银花 20g，红花 15g，山栀子 15g，蒲公英 30g，苦参 20g。上药加水 2000mL，煎至 300mL，滤过药渣后，保持 30℃~40℃备用。患者取侧卧位，从肛门插入导尿管约 20~25cm，将中药液放入 500mL 输液瓶内，再接通导管，保持滴注速度每分钟 40 滴左右缓慢滴入，滴注完毕后保持 1 小时后再排便。每日 1 次，5~7 天为 1 疗程。具有清热解毒、祛瘀消癥之功效。

（2）鸦胆子油乳注射液：具有清热解毒、化癥消积、提高免疫之功效。每日 1 次，每次取 10% 鸦胆子油乳剂 30mL 加入生理盐水中 500mL 中静脉滴注，每分钟 30~50 滴，30 天为 1 疗程。

反 胃

（一）中医病机与治则

反胃临床表现为"食入之后，停留胃中，朝食暮吐，暮食朝吐，心下痞大如杯"，即饮食入胃，宿谷不化，经过良久，复由胃反出。若反胃日久，可导致肾阳虚弱，即所谓下焦火衰，不能腐熟水谷。反胃的发病，与痰结、热结、瘀血、脾胃虚寒等有关，治以理气化痰、软坚散结、清胃泻热，脾胃虚寒者宜温中散寒、健脾和胃。

（二）治疗措施

1. 辨证论治

（1）痰气交阻

主症：胃脘痞满，胸闷呕恶，朝食暮吐，暮食朝吐，宿食痰涎混杂，纳呆目眩，舌淡红，苔白腻，脉沉或滑。

治法；解郁化痰，理气和中。

方药：五膈宽中汤（《太平惠民和剂局方》）加减。

青皮 10g，陈皮 10g，香附 12g，木香 12g，砂仁 10g，白豆蔻 10g，法半夏 15g，甘草 5g，佛手 15g，台乌 15g。

（2）胃中积热

主症：胃脘胀满，食后尤甚，朝食暮吐，暮食朝吐，呕吐不化宿食，混杂浊臭酸腐，心烦口渴，大便秘结，小便短赤，舌苔黄腻，脉滑而数。

治法：清胃泻热，消积降逆。

方药：枳实导滞丸（《内外伤辨惑论》）合橘皮竹茹汤（《金匮要略》）加减。

大黄 10g，枳实 15g，黄连 10g，黄芩 15g，陈皮 10g，法半夏 15g，云苓 15g，泽泻 15g，白术 15g，甘草 6g，蚤休 30g，竹茹 10g。

（3）脾胃虚寒

主症：食后胃脘胀满疼痛，朝食暮吐，暮食朝吐，呕吐物多为完谷不化之宿食，或伴有清稀痰液，呕吐后胃脘胀满疼痛可缓解，但仍不思进食，神疲乏力，四肢不温，大便量少而溏，舌淡胖，边有齿痕，苔白润滑，脉沉细弱。

治法：温中健脾，和胃降逆。

方药：丁香透膈散加减。

党参 30g，白术 15g，云苓 15g，甘草 10g，砂仁 10g，白蔻仁 10g，神曲 20g，麦芽 30g，丁香 6g，木香 10g，香附 12g。

（4）气阴两虚

主症：食欲不振，食入痞满，朝食暮吐，暮食朝吐，五心烦热，气短倦怠，面色苍白，大便干结，舌红少苔，脉沉细数。

治法：益气养阴，和胃降逆。

方药：沙参麦冬汤（《太平惠民和剂局方》）合丁香柿蒂汤（《症因脉治》）加减。

沙参 20g，麦冬 15g，玉竹 15g，天花粉 15g，桃仁 15g，生地 20g，党参 30g，白术 15g，甘草 5g，土鳖虫 6g，丁香（后下）6g，柿蒂 15g。

2. 中成药

（1）小金丸（《外科证治全生集》）：每次 0.6g，每日 2 次。有化痰散结，祛瘀止痛之功效。适用于病属寒痰瘀阻者。

（2）平消胶囊（《癌癌中医防治研究》）：有活血化瘀、止痛散结、清热解毒、扶正祛邪之功效。每日 3 次，每次 4~6 片。

（3）黄芪建中丸：有冲气散寒、健胃止痛之功效。用于中气不足、胃脘疼痛、身体虚弱之患者。每日 2 次，每次 1 丸，温开水送服。

3. 针灸治疗

处方：中脘、足三里、内关、公孙、丰隆、太冲。

随症配穴：饮食难下加天突穴，痰湿结聚者加灸脾俞、胃俞，顽固性呃逆加复溜、翳风。

操作：毫针刺，平补平泻，或针刺得气后加电，留针 30 分钟。

便　秘

（一）中医病机与治则

便秘发病的机理与脾胃肾的关系极为密切。在正常生理状态下，饮食入胃以后，先经过脾胃运化，吸收其精华以后，糟粕部分由大肠传送而出。如果由于肿瘤的因素，大肠传导功能失司，就会产生以痛、呕、胀、闭为主要症状的癌性肠梗阻，并由于其发病的原因不同而出现各种不同的临床表现。癌性肠道梗阻有虚实之分，实证多为热结、气滞、食结；虚证多为气虚、血虚、阳虚。一般治疗大法根据"六腑以通为用"和"不通则痛"的基础理论，多以"通"为主。

（二）治疗措施

1. 辨证论治

（1）腑实热结

主症：腹部胀痛拒按，或扪及块状物，大便干结难排或不通，数日不解，屎气不通，甚或呕吐，小便短赤，口干口臭，或口舌生疮，舌红苔黄腻，脉滑数弦。

治法：通腑泻热，清热解毒。

方药：大承气汤（《伤寒论》）加减。

大黄 10g，芒硝 10g，枳实 15g，厚朴 15g，徐长卿 30g，黄芩 15g，黄连 10g，槟榔 15g，甘草 5g，白头翁 15g。

（2）寒结肠腑

主症：腹中寒冷，喜暖怯寒，大便艰涩，排出困难，面色苍白，四肢不温，腰膝酸冷，小便清长，舌质淡，苔薄白，脉弦紧或沉迟。

治法：温寒通腑。

方药：大黄附子汤（《金匮要略》）加减。

熟附子 12g，细辛 6g，大黄 10g，厚朴 15g，莪术 15g，枳实 15g，党参 30g，白术 15g，甘草 10g，桃仁 15g。

（3）饮食积滞

主症：脘腹胀满，疼痛拒按，大便干结难下，或便秘，恶食，嗳腐吞酸，苔白腻，脉滑实。

治法：清热理气，消食导滞。

方药：枳实导滞丸（《内外伤辨惑论》）加减。

大黄 10g，枳实 15g，神曲 20g，黄芩 15g，鸡内金 15g，山楂 30g，黄连 10g，泽泻 15g，白术 15g，茯苓 15g，白花蛇舌草 30g，土鳖虫 6g。

（4）血瘀肠腑

主症：大便秘结难下，混杂脓血，色紫而暗，腹部刺痛，部位固定，按之痛甚，可扪及肿块，呕吐频繁，舌质紫暗或有瘀斑，脉涩。

治法：行气活血，祛瘀通腑。

方药：桃仁承气汤（《伤寒论》）合大黄牡丹汤（《金匮要略》）加减。

桃仁 15g，红花 6g，大黄 10g，丹皮 15g，当归 15g，芒硝 10g，枳实 15g，厚朴 15g，木香 6g，炙甘草 10g。

2. 中成药

（1）大黄䗪虫丸：具有活血化瘀，清热解毒，通下散结之功效。每日 2 次，每次 1 丸。适用于瘀血内停肠腑患者。

（2）西黄丸：具有清热解毒，清热通下之功效。每日 2 次，每次 3g，温开水送服。适用于肠热瘀结患者。

（3）枳实导滞丸：具有清热，消食导滞之功效。每日 1 包，每日 2 次，温开水送服。适用于饮食积滞患者。

3. 针灸治疗

处方：天枢、关元、上巨虚、足三里。

随症配穴：恶心呕吐加内关；便秘加支沟、照海；虚寒加灸神阙、气海。

操作：毫针刺，泻法，每日 1~2 次。每次留针 30 分钟。电针可用疏波。

4. 中西医结合治疗

中药"解毒得生煎"（含大黄 20g，黄柏 15g，山椎子 15g，蒲公英 30g，金银花 20g，红花 15g，苦参 20g）加枳实 15g，肠滴注给药，每日 1 次。有清热解毒，荡邪通腑，通利大便之功效。

三、肿瘤出血

肿瘤性出血常见于鼻咽癌、肺癌、消化道、泌尿道等各种肿瘤，主要原因为肿瘤侵犯血管或肿瘤本身破裂而致大量地出血，严重者往往会危及患者生命，必须尽一切可能予以抢救。患者的预后常常与原发肿瘤的性质、病期、患者全身状况等有密切关系。

临床常见的出血部位和形式有鼻衄（鼻中出血）、齿衄（牙龈出血）、咳血、吐血（呕血）、便血、尿血、肌衄（皮下出血）等。其原因往往是相近部位或全身其他部位的晚期恶性肿瘤所致，如鼻衄和齿衄常因鼻咽癌或喉癌所致，咳血和吐血常因肺癌或胃癌所致。临床处理除了按照辨证施治的原则以外，还应该按照病变部位的不同，分别加用适当的药物。

中医病因病机认为，肿瘤出血的原因大多与火或气有关。《景岳全书·血证》指出："动者多由于火，火盛则迫血妄行；损者多由于气，气伤则血无存。"气为血帅，血随气行，或因火旺而迫血妄行，或因寒凝而气滞血瘀，或因气溢而气不摄血。在辨证论治时，首先应辨清出血的部位和脏腑，证候的虚实和寒热，采用适当的清热、凉血、益气、滋阴等方法。因为出血表现和伴随症状不一，原因亦非常复杂，治疗必须审证求因，如虚火应滋阴降火，实火则当清热泻火。也可采用凉血止血、收敛止血、温经止血，或者活血止血的方法。

喉部及呼吸道出血

因喉部及呼吸道、肺部肿瘤所引起的出血，临床表现为血经口咳出、痰中带血或痰血相兼，或纯血鲜血间夹泡沫者，皆称为咳血。

（一）中医病机与治则

瘀毒袭肺，损伤脉络；或忧思恼怒过度，肝郁化火，肝火上逆，灼伤肺络；或患病日久，肺肾阴虚，阴虚火旺，热伤脉络；或气虚不摄血，血不循经而溢入气道、咽喉致嗽而出。治宜清热解毒，清肝泻火，凉血止血。

（二）治疗措施

1. 辨证论治

（1）瘀毒阻肺

主症：咳血紫暗或鲜红伴有瘀块，咳嗽气急，甚则呼吸困难，心悸胸闷，口渴心烦，或伴发热，面色萎黄或黧黑，唇色暗紫，舌暗红或有瘀斑，苔黄，脉细涩或滑数。

治法：清肺解毒，活血止血。

方药：五味消毒饮（《医宗金鉴》）合桃红四物汤（《济阴纲目》）加减。

金银花20g，蒲公英20g，野菊花15g，青天葵12g，桃仁15g，红花6g，赤芍12g，丹皮12g，水牛角（先煎）30g，仙鹤草15g，侧柏叶15g，生地20g。

（2）肝火犯肺

主症：咳嗽气逆，咳血鲜红，胸胁隐痛，或心烦易怒，口苦咽干，大便干结，小便短黄，舌红苔黄，脉弦数。

治法：清肝泻火，清肺止血。

方药：龙胆泻肝汤（《医宗金鉴》）合泻白散（《小儿药证直诀》）加减。

龙胆草 12g，黄芩 15g，山梅子 15g，丹皮 12g，生地 15g，柴胡 12g，白芍 15g，水牛角（先煎）30g，桑白皮 15g，地骨皮 12g，紫珠草 15g，白及 12g。

（3）阴虚火旺

主症：咳嗽痰少，痰中带血，咳血鲜红，潮热盗汗，烦热颧红，咽干耳鸣，腰膝酸软，舌红少苔，脉细数。

治法：清热养阴，润肺止血。

方药：知柏地黄汤（《医宗金鉴》）合百合固金汤（《医方集解》）加减。

黄柏 12g，知母 12g，山茱萸 12g，生地 15g，丹皮 12g，泽泻 15g，百合 20g，麦冬 15g，川贝母 12g，玄参 15g，阿胶 15g（另烊），白及 15g。

（4）气不摄血

主症：患病日久，气血亏虚，咳血时作，咳声低微，血色淡红，伴气短无力，神疲懒言，头晕目眩，耳鸣心悸，面色无华，舌淡苔白，脉细沉。

治法：健脾益气，固摄止血。

方药：归脾汤（《济生方》）加减。

党参 30g，黄芪 20g，白术 15g，茯苓 15g，五味子 15g，木香（后下）15g，侧柏叶 15g，白及 15g，仙鹤草 15g，血余炭 10g。

2. 中成药

（1）云南白药：每次 1g，每日 3 次，温开水送服。有止血愈伤、活血祛瘀之功效，适用于各型出血患者

（2）十灰散：每次 6~10g，每日 3 次，温开水送服。有清热凉血、涩血止血之功效。适用于肺热壅盛出血患者。

（3）宁血冲剂：由大黄、黄芩、黄连组成，成都中医学院附属医院制剂，每次 1 包，每日 3 次，温开水冲服。有清肺泻热止血之功效，适用于肺热壅盛、

大便干结之患者。

3. 中西医结合治疗

重度咯血者应予输血、输液，出现厥脱者，可用丽参注射液 40mL 或参麦注射液 40mL，加入 5% 葡萄糖 250mL 中静滴。

消化道出血

因消化道肿瘤引起的出血，临床表现为呕血、黑便或鲜红血便。上消化道肿瘤多有出血症状，但急性大出血、需紧急手术者并不多见。临床可见的有胃癌、肝癌合并大出血及胆道肿瘤合并大出血。上消化道肿瘤引起的出血以呕血、黑便为主要症状。结肠癌、直肠癌引起的出血以少量鲜血、黏液血便为主，右半结肠癌出血也可表现为黑便。

（一）中医病机与治则

肿瘤日久，伤及胃络；或过食辛辣燥热之品致热毒蕴结，熏灼胃肠血络，迫血妄行；或情志过极，郁怒伤肝，肝气横逆犯胃，损伤胃络，迫血上逆，均能导致消化道出血。亦有劳倦过度，脾胃受伤，气血亏虚，气不摄血而致出血。血液从口呕出者，血色紫暗或咖啡色，甚则鲜红，常夹食物残渣。从大便排出者，血色如漆，甚则呈暗红色。治宜清胃泻火，清肝和胃，益气摄血。

（二）治疗措施

1. 辨证论治

（1）胃热炽盛

主症：吐血紫暗或呈咖啡色，甚则鲜红，常混合食物残渣，大便色黑如漆，伴胃脘胀闷灼热，口干口臭，口渴喜冷饮，舌红苔黄，脉滑数。

治法：清胃泻火，凉血止血。

方药：三黄泻心汤（《金匮要略》）合清热地黄汤（《备急千金要方》）加

减。

大黄 12g，黄连 12g，黄芩 15g，水牛角（代犀角）（先煎）30g，丹皮 15g，生地 30g，赤芍 15g，茜草 15g，仙鹤草 15g，侧柏炭 10g。

（2）肝火犯胃

主症：吐血鲜红或暗紫，大便色黑如漆，伴口苦目赤，胸胁胀痛，心烦易怒，失眠多梦，或有黄疸胁痛，或见赤丝蛛缕，痞块，舌红苔黄，脉弦数。

治法：清肝泻火，降逆止血。

方药：龙胆泻肝汤（《医宗金鉴》）合四逆散（《伤寒论》）加减。

龙胆草 12g，山栀子 15g，黄芩 15g，柴胡 12g，白芍 15g，枳壳 15g，丹皮 15g，生地黄 30g，侧柏叶 15g，旱莲草 15g，血竭（冲服）2g。

（3）脾不统血

主症：吐血淡暗，大便漆黑稀溏，面色萎黄，唇甲淡白，神疲纳呆，腹胀腹痛，四肢无力，头晕心悸，舌淡苔薄白，脉细弱。

治法：益气健脾，温中止血。

方药：归脾汤（《济生方》）合四君子汤（《太平惠民和剂局方》）加减。

红参 15g，黄芪 30g，白术 15g，茯苓 20g，木香（后下）6g，藕节 15g，炒蒲黄 10g，白及 15g，茜草 15g，血余炭 10g。

2. 中成药

（1）云南白药：每次 1g，每日 3 次，温开水送服。有止血愈伤、活血祛瘀之功效，适用于各型出血患者。

（2）紫地合剂（广州中医药大学附一院制剂）：由紫珠草、地捻草等制成，有清热凉血止血之功效。每次 50mL，每日 3 次，凉水送服。或将紫地合剂放入冰箱内冰至 3~4℃，经胃管注入胃内，每次 200mL，每日 1~3 次。出血停止后改为口服。

3. 中西医结合治疗

气衰血脱者，急用参麦针或生脉针 20mL 加入 50% 葡萄糖液 40mL 中静注，每隔 30 分钟 1 次，连续 3~5 次。或丽参注射液 40mL 加入 5% 葡萄糖液 250mL 中静滴。或急服独参汤、参附汤以益气固脱，并配合输血、静脉补液等。

尿　血

小便中混有血液甚或伴有血块的病症称为尿血。随出血量的多少不同，小便呈淡红色、鲜红色或茶褐色。尿血又称血尿，是泌尿系统肿瘤常见的急症，可以是大量而威胁病人生命的肉眼血尿，甚至排出血块，导致排尿困难或梗阻。若按血与尿的关系而言，又有初期、终末或全程血尿之别；若以合并症状而论，则有无痛性、绞痛性、伴有膀胱刺激症状的血尿。根据血尿性质，常可推断病变的所在部位，如初期血尿，常系尿道病变的合并证；而终末血尿，为后尿道或膀胱颈部的出血，其中肾或输尿管出血常有条状或管状铸型；膀胱出血多见大血块。

B 超、静脉性尿路造影、CT、膀胱镜检查可明确血尿的病因。

化疗药物可致合并出血性膀胱炎（环磷酰胺、马利兰），放射性膀胱炎常发生于宫颈癌、膀胱癌、前列腺癌及直肠癌放射治疗之后，血尿可急剧发生。盆腔放疗约有 20%~30% 的病人出现膀胱受累。

（一）中医病机与治则

湿热下注，伤及肾与膀胱脉络；或五志过极，心阴暗耗；或房劳过度，内耗肾阴，水不济火，阴虚火旺，灼伤肾与膀胱血络；或气滞血瘀，瘀浊阻络，血不循经，溢于脉外，随尿而出，导致尿道出血。治宜清热利湿，滋阴降火，行气活血，利水通淋止血。

（二）治疗措施

1. 辨证论治

（1）湿热下注

主症：尿血深红，小便热涩刺痛，伴小腹拘急，心烦口渴，舌红，苔黄腻厚，脉滑数。

治法：清热祛湿，利尿止血。

方药：八正散（《太平惠民和剂局方》）合小蓟饮子（《济生方》）加减。

山栀子 15g，淡竹叶 12g，生地 30g，小蓟 12g，滑石 30g，木通 15g，车前草 15g，白茅根 20g，蒲黄 10g，藕节 15g，黄柏 12g，瞿麦 12g。

（2）肾阴亏虚

主症：尿血，小便短赤，伴耳鸣目眩，面赤咽干，腰膝酸软，潮热盗汗，手足心热，舌红苔少，脉细数。

治法：滋阴降火，凉血止血。

方药：知柏地黄汤（《医宗金鉴》）加减。

黄柏 12g，知母 12g，丹皮 12g，生地 30g，泽泻 15g，山茱萸 12g，龟甲（先煎）30g，女贞子 15g，旱莲草 15g，白茅根 20g，仙鹤草 15g。

（3）瘀毒蕴结

主症：尿血紫暗或夹有血块腐肉，排尿困难或闭塞不通，少腹刺痛，拒按，或触及肿块，时有低热，舌紫暗有瘀点，苔薄白，脉细涩或弦紧。

治法：行气活血，祛瘀止血。

方药：膈下逐瘀汤（《医林改错》）合失笑散（《太平惠民和剂局方》）加减。

蒲黄 12g，五灵脂 12g，乌药 12g，桃仁 12g，丹皮 12g，赤芍 12g，延胡索 12g，香附 12g，红花 6g，枳壳 12g，薏苡仁 30g，白花蛇舌草 30g。

2. 中成药

（1）紫地合剂（由紫珠草、地稔草等制成，广州中医药大学附一院制）：每次每日 3 次。有清热凉血止血之功效，适用于热证尿血。

（2）十灰散：每次 6~10g，每日 3 次。有清热凉血、收敛止血之功效，适用于血热妄行之尿血。

（3）云南白药：每次 1g，每日 3 次。有活血祛瘀、涩血止血之功效，适用于各种尿血证。

3. 中西医结合治疗

吗特灵注射液：本药为提取中药苦参之有效成分制成，具有燥湿清、利尿解毒之功效。每次 0.5~1.0g 加入 5% 葡萄糖注射液 500mL 内，静脉滴注，每日 1 次。

出血多者，可配合静脉补液、输血。

阴道出血

阴道出血属中医"崩漏"范畴。病者不在月经期间，阴道大量出血或持续下血，淋漓不断。一般以来势急、出血量多的称为"崩"，出血量少或淋漓不净的称为"漏"，是宫颈癌、子宫体癌最早和最多出现的常见症状。开始常为性交、排便、活动或妇科检查后出血，初期多为少量，并经常自行停止，到晚期常表现为多量出血，甚至量多如冲而危及生命。宫颈组织病理活检、子宫内膜诊刮活检有助确诊。

（一）中医病机与治则

冲任损伤，不能制约经血是阴道出血发生的主要病机。热毒炽盛，或过食辛辣助阳之品；或七情过极，肝火内炽，热伤冲任，迫血妄行，致成崩漏；瘀毒内阻，阻滞经脉；或患病日久，脾肾两虚，冲任不固，均能导致阴道出血。治宜清热凉血，活血祛瘀，健脾补肾，养血止血。

(二) 治疗措施

1. 辨证论治

(1) 热毒炽盛

主症：阴道突然大量出血，或淋沥日久，血色深红，伴口干舌燥，面赤头晕，烦躁不寐，尿黄便干，舌质红苔黄，脉滑数。

治法：清热解毒，凉血止血。

方药：清热固经汤 (《中医妇科学》，成都中医药大学主编) 加减。

黄芩15g，山栀子15g，阿胶 (烊服) 15g，生地20g，赤芍15g，丹皮15g，地榆12g，藕节15g，茜草15g，蒲公英20g，败酱草30g，血余炭10g。

(2) 瘀毒内阻

主症：阴道出血淋沥不断，或突然下血量多，夹有瘀块，小腹疼痛，拒按，瘀块排出后则疼痛减轻，舌质暗红或有瘀点，脉沉涩或弦紧。

治法：行气活血，祛瘀止血。

方药：四物汤 (《太平惠民和剂局方》) 合失笑散 (《太平惠民和剂局方》) 加减。

当归12g，川芎12g，生地30g，白芍15g，蒲黄12g，五灵脂12g，田七末 (冲服) 6g，茜草15g，阿胶 (烊服) 15g，仙鹤草15g。

(3) 脾肾两虚

主症：暴崩下血，或淋漓不净，色淡质薄，面色苍白，身体倦怠，四肢不温，气短懒言，纳呆便溏，腰膝酸软，舌淡苔白，脉沉细无力。

治法：健脾补肾，养血止血。

方药：固本止崩汤 (《傅青主女科》) 加减。

人参15g，黄芪30g，熟地30g，白术15g，何首乌30g，升麻6g，姜炭10g，桑寄生 30g，熟附子 12g，菟丝子 12g，艾叶 15g，仙鹤草 15g。

2. 中成药

（1）紫地合剂（由紫珠草、地稔草等制成，广州中医药大学附一院制）：每次 50mL，每日 3 次。有清热凉血止血之功效，适用于血热妄行之阴道出血。

（2）云南白药：每次 1g，每日 3 次。有活血止血之功效，适用于各种阴道出血证。

（3）乌鸡白凤丸：每次 1 丸，每日 2 次。有调经止血之功能，用治气血亏虚之各种崩漏证。

（4）复方阿胶浆：含阿胶、红参、熟地、党参、山楂等，有补气养血止血之功效。每日 3 次，每次 20mL。适用于气血不足、脾肾两虚之阴道出血。

3. 中西医结合治疗

（1）若血崩出现虚脱时，可配合输血、静脉补液。

（2）针灸止血：神阙穴、隐白穴，艾灸 20 分钟，一般 10 分钟后血量可减少。或针刺断红穴（第 2、第 3 掌骨之间，指端下 1 寸），先针后灸，留针 20 分钟。

（3）参附注射液 40mL 加入 10% 葡萄糖液 250～500mL 中静滴。

体表肿瘤出血

某些恶性程度高的肿瘤，由于血液供应不及肿瘤迅速生长的需要，致肿瘤坏死脱落。当累及较大的动静脉时，即可引起喷射状或涌泉状出血，此时应压迫病灶近端之动脉及其回流静脉，待暂时控制出血后，尽量剔除坏死组织，然后对准出血点填塞碘纱条并加压扎之。

由于坏死肿瘤常有继发感染，压迫止血仅是应急措施，受累血管难以自行愈合止血，故估计尚能做手术切除者应积极做术前准备，及时手术。

（一）中医病机与治则

肿瘤日久，酿成热毒，坏死溃烂，病及血脉；或脏腑内伤，肾精亏虚，虚火内炽，热灼血脉致血液外溢，均可导致体表肿瘤出血。治宜清热解毒，活血祛瘀，滋阴降火，凉血止血。

（二）治疗措施

1. 辨证论治

（1）热毒炽盛

主症：肿物出血鲜红，或伴发热，烦渴，口苦咽干，溺黄便秘，舌红苔黄，脉滑数或弦数。

治法：清热解毒，凉血止血。

方药：犀角地黄汤（《备急千金要方》）合化斑汤（《温病条辨》）加减。

水牛角（代犀角）（先煎）30g，生地 20g，赤芍 12g，丹皮 12g，石膏 30g，知母 15g，黄连 12g，大黄 12g，金银花 15g，连翘 15g，玄参 15g，紫草 15g。

（2）瘀血内阻

主症：出血紫黑，伴有血块或腐肉，面色晦暗，唇指青紫，胸胁胀满，舌质紫暗或有瘀斑，脉细涩。

治法：行气活血，祛瘀止血。

方药：血府逐瘀汤（《医林改错》）加减。

生地 20g，桃仁 15g，红花 6g，枳壳 12g，赤芍 12g，丹皮 12g，丹参 20g，田七末（冲服）6g，柴胡 10g，乌药 12g。

（3）阴虚血热

主症：出血鲜红或紫暗，头晕目眩，五心烦热，潮热盗汗，舌红干苔少或无苔，脉细数。

治法：滋阴降火，凉血止血。

方药：知柏地黄汤（《医宗金鉴》）加减。

生地 20g，淮山药 15g，丹皮 12g，黄柏 12g，茜草 15g，黄芩 15g，阿胶（烊服）15g，侧柏叶 20g，旱莲草 15g，龟甲（先煎）30g。

2. 中成药

（1）宁血冲剂（三黄泻心汤制剂，成都中医学院附院制）：每次 1 包，每日 3 次。有清热解毒、凉血止血之功效。适用于热毒炽盛，血热妄行之肿物出血。

（2）云南白药：外敷患处。

3. 中西医结合治疗

（1）出血量多者，应予输血、静脉补液等。

（2）去甲肾上腺素 4~8mg 加生理盐水浸泡棉球外敷或压迫患处。

（3）凝血酶加生理盐水浸泡棉球外敷或压迫患处。

四、颅内压增高

颅内压增高是肿瘤急诊常见的急危重症之一，可由各种颅内原发肿瘤或脑转移性肿瘤引起。其中转移性肿瘤又以肺癌、乳腺癌等为多见。患者常表现为头痛、头晕、呕吐、视物不清、反应迟钝、记忆力减退、定向力和理解力下降，以及性格、行为改变，甚则意识障碍、生命体征改变，病情凶险，死亡率较高。应该按照"急则治标，缓则治本"的原则进行抢救。在对症处理，抢救初步成功，病人临床症状改善以后，积极考虑针对颅内肿瘤和原发肿瘤等病因的治疗，才能取得疗效，延长病人的生存期。

（一）中医病机与治则

颅内压增高病位在脑，与肝肾两脏密切相关。禀赋不足，肾精亏虚，脑失所养，外邪乘虚而入，邪毒互结，痰毒内阻，积聚成块；或情志失调，肝失疏泄，肝火横逆，肝阳上亢，阻于清窍。邪毒积于脑络，气滞血瘀，气机不利，升降失常，水湿内停是本病的病理特点。治宜滋养肝肾，补脑填髓，化痰散结，平肝潜阳，息风通窍。

（二）治疗措施

1. 辨证论治

（1）痰浊中阻

主症：头痛剧烈，眩晕，头重如蒙欲跌，视物模糊，胸闷恶心，舌淡红，苔白腻，脉濡滑。

治法：健脾燥湿，豁痰开窍。

方药：半夏白术天麻汤（《医学心悟》）加减。

法半夏 15g，陈皮 10g，云苓 15g，白术 15g，田七 10g，地龙 10g，天麻 15g，党参 30g，僵蚕 12g，薏苡仁 30g，守宫 6g，甘草 6g。

（2）肝阳上亢

主症：头痛头胀，眩晕耳鸣，常因为烦恼或恼怒而加重，面时潮红，急躁易怒，少寐，多梦，口苦，舌质红，脉弦。

治法：平肝潜阳，镇肝息风。

方药：镇肝熄风汤（《医学衷中参西录》）加减。

代赭石 30g，生龙骨 30g，生牡蛎 30g，生龟甲 30g，牛膝 15g，地龙 10g，白芍 15g，玄参 15g，天冬 15g，川楝子 15g，甘草 6g，全蝎 10g。

（3）气血亏虚

主症：眩晕动辄加重，劳累即发，面色苍白，唇甲不华，发色不泽，心悸少寐，神疲懒言，食欲不佳，或伴有便溏下坠感，舌质淡，脉细弱。

治法：益气养血，祛风通窍。

方药：补中益气汤（《脾胃论》）加减。

北芪 30g，党参 30g，当归 15g，云苓 15g，白术 15g，车前子 20g，延胡索 15g，土鳖虫 6g，桑寄生 30g，白芍 20g，钩藤 15g，天麻 15g。

（4）肾气不足

主症：头部胀痛，视物模糊，两目胀痛，颈项强直，常伴有呕吐，头晕耳鸣，腰膝酸软，舌淡苔白，脉细迟。

治法：补肾益气，止痉通络。

方药：左归丸（《景岳全书》）合右归丸（《景岳全书》）加减。

龟甲 30g，鹿角胶 15g，熟地 30g，山萸肉 15g，钩藤 15g，天麻 15g，熟附子 15g，杜仲 15g，肉桂 6g，淮山药 15g，全蝎 10g，地龙 10g。

2. 中成药

（1）安宫牛黄丸（《温病条辨》）：有清热化痰、豁痰开窍之功效。每次 1 丸，每日 1~2 次。温开水送服。昏迷不醒者，可将本品溶化后，鼻饲给药。适用于各型窍闭神昏、颈项强直者。

（2）至宝丹（《太平惠民和剂局方》）：有化浊开窍、清热解毒之功效。每次 1 丸，每日 1~2 次，研碎温开水和服。适用于痰浊内闭之患者。

3. 针灸治疗

处方：百会、印堂、风池、丘墟、丰隆、太冲。

随症配穴：抽搐、不省人事加水沟，十宣点刺放血；半身不遂加曲池、极泉、外关、外关、环跳、阳陵泉；舌强语言不利者加金津、玉液、廉泉。

4. 中西医结合治疗

（1）醒脑静注射液：本品系安宫牛黄丸改制而成，每毫升含生药 1g。有醒脑止痉、清热解毒、行气活血、豁痰开窍之功效。肌注每日 2 次，每次 4mL，或每日 10~20mL，加入 5%葡萄糖液 500mL 中静滴。

（2）鸦胆子油注射液：功能清热解毒、解毒化痛。有明显抗癌作用，能增强免疫功能，可透过血脑屏障。每次 10~40mL 加入生理盐水中静脉滴注，每日 1 次。

五、恶性腹水

肿瘤累及腹膜是恶性腹水最常见的原因。可由原发性腹膜癌和各种癌瘤腹膜转移等引起。原发性腹膜癌临床少见，主要为间皮细胞瘤。继发性腹膜癌或癌瘤腹膜转移则较常见，男性以胃肠道癌多见，女性以卵巢癌最多。其他如恶性淋巴瘤、间皮瘤、子宫癌及乳腺癌也可引起。

（一）中医病机与治则

腹膜腔内有过量的液体存在，称为腹水，属于中医"鼓胀"范畴，因腹部膨胀如鼓而命名。腹水以腹部胀大，皮色苍黄，甚则腹皮青筋暴露，四肢不肿或微肿为特征。在历史上有许多不同的名称，如"水蛊""蛊胀""蜘蛛蛊""单腹胀"等。本病的分类主要可分为"气鼓""血鼓""水鼓"三类，但这三者常常互相牵连为患，临床表现仅为主次之分，而并非单独为病。正如清代何梦瑶《医碥·肿胀》分析："气血水三者，病常相应，有先病气滞而后血结者；有先病血结而后气滞者；有先病水肿而血随败者，有先病血结而水随蓄者。"腹水初期以气鼓为多见，病情进一步发展至腹大如箕则为水鼓。至于血鼓临床上可见鼓胀、青筋暴露、血缕血痣、腹中结癥等症状，实为同一疾病之不同阶段而已，很难截然分割。总之，腹水是气、血、水三者互相交融为患所致。

本病的病因与正邪关系比较复杂，病机多为本虚标实、虚实互见。多因饮食失节、情志内伤、劳欲过度、黄疸积聚失治致肝脾肾三脏受损，造成气结、血瘀、水停腹内。

腹水由于病因不一，病机复杂，常表现为虚实夹杂之候，故治疗上宜谨守病机，辨明虚实，分清气结、血凝、水裹之主次，采用攻补兼施的方法，实证常用的治疗原则有散寒、清热、行气、化瘀、散结。虚证常用的治疗原则有健脾、养肝、滋阴等。

（二）治疗措施

1. 辨证论治

（1）气滞湿阻

主症：腹大胀满，胀而不坚，胁下痞胀或疼痛，纳食减少，食后胀重，嗳气，小便短少，大便黏滞不爽，舌淡红，苔白腻，脉沉细。

治法：理气调中，祛湿消胀。

方药：柴胡疏肝散（《医学统旨》）合平胃散（《太平惠民和剂局方》）加减。

柴胡 12g，白芍 15g，槟榔 15g，香附 12g，苍术 12g，木香 12g，厚朴 15g，枳壳 15g，陈皮 10g，大腹皮 15g，半枝莲 30g。

（2）湿热蕴结

主症：腹大坚满，脘腹拒按撑急，烦热口苦，渴不欲饮，小便赤涩，大便秘结或溏垢，或面目皮肤发黄，舌边尖红，苔黄腻或兼灰黑，脉弦数。

治法：清热利湿，攻下逐水。

方药：中满分消丸（《兰室秘藏》）加减。

黄芩 15g，黄连 10g，知母 15g，茯苓 15g，泽泻 15g，大黄 12g，大腹皮 10g，枳壳 15g，厚朴 15g，防己 15g，溪黄草 30g，白术 15g，绵茵陈 15g。

（3）肝脾血瘀

主症：腹大坚满，脉络怒张，胁腹刺痛，面色黧黑，面颈胸臂有血痣，呈丝纹状，手掌赤痕，唇色紫褐，口渴，饮水不能下，大便色黑，舌质紫暗或紫斑，脉细涩。

治法：活血化瘀，行气利水。

方药：化瘀汤（经验方）加减。

土鳖 6g，田七 10g，丹参 15g，当归 15g，桃仁 15g，红花 10g，丹皮 15g，赤芍 15g，白术 15g，青皮 10g，泽泻 15g，徐长卿 30g。

（4）脾肾阳虚

主症：腹大胀满不舒，早宽暮急，面色苍黄，或呈苍白，脘闷纳呆，神倦怯寒，肢冷或下肢浮肿，小便短少不利，舌质胖淡紫，脉沉弱无力。

治法：健脾温肾，化气行水。

方药；附子理中汤（《太平惠民和剂局方》）合五苓散（《伤寒论》）加减。

党参 30g，白术 15g，肉桂 6g，熟附子 15g，茯苓 15g，枳实 15g，猪苓 15g，泽泻 15g，薏苡仁 30g，干姜 10g，防己 15g，大腹皮 15g。

2. 中成药

（1）甘遂末胶囊：取甘遂末 0.5~1g，装入胶囊吞服，每日 1 次。（体虚者慎用）

（2）大黄䗪虫丸：每日 1 丸，每日 2 次。有清热解毒，活血祛瘀，通下散结之功效。适用于各期腹水正气未全虚者。

3. 中西医结合治疗

（1）对于大量腹水者，可腹腔穿刺引流适量腹水后，腹腔内注入羟基喜树碱、康莱特注射液、榄香烯注射液等中药抗癌制剂，可减少腹水的生成。

（2）中药"解毒得生煎"（大黄 20g，黄柏 15g，山栀子 15g，蒲公英 30g，金银花 20g，红花 15g，苦参 20g）直肠滴注给药，每天 1 次，既有通利之功，又无伤脾之虞，可在一定程度上减轻腹胀。

六、恶性胸水

癌性胸水应被认为是全身性疾病，产生的根本原因是肿瘤细胞对胸膜的直接侵犯或转移，因此全身抗肿瘤治疗仍为其治疗根本，但当全身治疗无效时，进行局部治疗达到姑息效果成为当务之急。大量胸水可严重影响呼吸道的功能，造成纵隔移位或摆动，心肺功能也会严重受累，造成明显的胸闷、呼吸困难、心悸、发绀甚至引起死亡。抽取胸腔积液虽能得到短时期症状缓解，但反复抽取胸腔积液可能造成电解质紊乱。临床观察和研究提示中医药治疗癌性胸腔积液具有较好的疗效，且毒副反应少见。

（一）中医病机与治则

胸水即胸腔积液，中医文献中称为"悬饮""癖饮"，以胁下胀满、咳嗽或唾涎时两胁引痛甚则转侧及呼吸均牵引作痛为主症，或兼干呕、短气等，属痰饮范畴。恶性胸水常见于肺癌、乳腺癌、恶性胸膜间皮瘤、恶性纵隔肿瘤等，它可以是疾病的主要症状，也可以是伴发症状。悬饮的形成外因多为外感寒湿之邪或饮食不当，内因多为劳倦内伤，两者相互作用使肺脾肾功能障碍。肺居上焦，有通调水道的作用；脾居中焦，有运输水谷精微的功能；肾处下焦，有蒸化水液、分清泌浊的职责。三焦气化不利，则水液停积，留于胁下而发病。两胁为肝经所主，水流胁下，阻遏气机，影响肝之疏泄，三焦水道不利，饮积加重，故病亦涉于肝。悬饮量有大小之分，形成速度有快慢之别，机体正气有虚实之差，故治疗上或以攻逐水饮为主，或以扶益正气为主，或攻补兼施，在辨证施治基础上配合中西医结合疗法可获较满意疗效。

（二）治疗措施

1. 辨证论治

（1）饮停胸胁

主症：气喘息促，咳唾引痛，呼吸困难，不能平卧，甚则病侧胁间胀满，胸廓隆起，舌淡红，苔白，脉沉弦。

治法：攻逐水饮，泻肺利水。

方药：十枣汤（《伤寒论》）合葶苈大枣泻肺汤（《金匮要略》）加减。

葶苈子 15g，大枣 15g，槟榔 15g，猪苓 15g，泽泻 15g，车前子 15g，桑白皮 15g，白芥子 15g，甘遂末（冲服）1g，甘草 6g。

（2）脉络不和

主症：胸胁胀满，积饮之侧上下牵引疼痛，胸痛如灼或刺痛，呼吸不畅，活动及阴雨天加重且迁延难愈，甚则患侧胸廓凹陷变形，舌暗或见瘀斑，脉弦细涩。

治法：活血化瘀，通络止痛。

方药：桃红四物汤（《医宗金鉴》）合香附旋覆花汤（《温病条辨》）加减。

桃仁 15g，红花 6g，当归尾 12g，赤芍 15g，田七 10g，香附 10g，旋覆花 15g，苏子 15g，法半夏 15g，云苓 15g，薏苡仁 30g，陈皮 10g，莱菔子 15g。

（3）阴虚痰热

主症：胸胁胀闷疼痛，咳呛时作，咯少量黏痰，口干咽燥，午后潮热，颧红盗汗，心烦，手足心热，消瘦，舌红少苔或无苔，脉细数。

治法：滋阴清热，养阴化痰。

方药：百合固金汤（《医方集解》）合贝母瓜蒌散（《医学心悟》）加减。

沙参 15g，麦冬 15g，天花粉 15g，百合 15g，玄参 15g，生地 30g，白芍 15g，

北杏 15g，川贝母 10g，瓜蒌仁 15g，桔梗 15g。

（4）脾肾阳虚

主症：气短而促，动则尤甚，全身浮肿，心悸，面色苍白，畏寒肢冷，腰膝酸软，小便不利，舌淡胖，苔白滑，脉沉细。

治法：温肾健脾，温阳利水。

方药：真武汤（《伤寒论》）合葶苈大枣泻肺汤（《金匮要略》）加减。

熟附子 15g，肉桂 6g，猪苓 15g，白术 15g，泽泻子 15g，茯苓 15g，泽泻 15g，车前子 20g，防己 15g，大枣 15g，生姜 10g，甘草 5g，槟榔 15g。

2. 中成药

（1）十枣丸（《丹溪心法》）：含大枣、甘遂、大戟、芫花，有攻逐利水之功效。每次 1 丸，每日 1 次，清晨空腹服，以邪实而正气未虚者为宜。

（2）猴枣牛黄散：有清热除痰之功效，适用于胸腔积液伴肺热痰涎壅盛者。每日 3 次，每次 1 次。

（3）鹤蟾片：有清热解毒、消癥散结之功效，每日 3 次，每次 6 片，适用于各型胸水患者。

（4）中药外敷治疗恶性胸水：大黄、白芷、枳实、山豆根、石打穿等芳香开窍、破瘀消癥中药研成细粉，过 80 目筛，作为基质，加入溶剂 50~100mL，两者混合调匀成膏，做成饼状，厚 1cm 左右，约 5cm×10cm 大小，上撒少许冰片。每日外敷胸背部 1 次，每次敷 2~4 小时。

3. 中西医结合治疗

胸穿抽液后胸腔内注入中药抗癌剂如：吗特灵注射液（苦参碱）、鸦胆子油乳、榄香烯注射液、康莱特注射液、羟基喜树碱等。

七、癌性疼痛

癌性疼痛在急诊临床较为常见，世界卫生组织把癌性疼痛提到重要和优先的地位，因为癌性疼痛是一个普遍的世界性问题。1982 年，世界卫生组织在意大利米兰提出"三阶梯止痛原则"，并要求在 2000 年达到"全世界范围内使癌症病人不痛"的目标。我国从 1990 年开始按照世界卫生组织的要求广泛推广"三阶梯止痛原则"，与其他发达国家相比，开展这项工作相对较晚，距离消灭"癌性疼痛"的要求还很远。据不完全统计，我国综合性医院和专科医院内癌症患者中有 51%~61.6%伴有不同程度的疼痛，其原因很多，如历史原因、地区差别、对麻醉药品的顾虑、供药渠道不畅、缺少对严重而且持久疼痛控制的技术以及对麻醉药品副反应处理的方法，等等。而应用中医药治疗癌性疼痛，具有较好的疗效，又很少有毒副反应，在临床上很受医务人员和患者欢迎。

目前，有学者认为在中医急诊临床上，可以参照现代医学的方法，对癌症疼痛进行分类。如从癌性疼痛发生和延续时间上，可以将其分为急性疼痛和慢性疼痛两大类。从疼痛发生部位上，可以分为躯体痛、内脏痛和神经痛三大类。从疼痛发生原因上，可将其分为由肿瘤引起（肿瘤压迫、浸润等，约占 75%）、与肿瘤治疗有关（手术、放化疗等，约占 10%）、与肿瘤有关（衰弱不动、褥疮等，约占 8%）、与肿瘤无关（并发病等，约占 7%）。治疗方面强调中西医结合，在"三阶梯止痛原则"的基础上，配合中药、针灸、推拿、外敷等治疗方法，常常可以得到比较好的疗效。

（一）中医病机与治则

中医基础理论认为，癌性疼痛产生的机理主要是"不通"和"不荣"，前者主要是由于血瘀、寒邪、气滞等病邪壅滞于脏腑经络，使气机运行不畅而导致"不通则痛"，临床表现多为实证。后者主要是由于气血阴阳亏虚、经络失养，脏腑亏虚而"不荣则痛"，临床表现多为虚证。临床辨证应该在"不通"和"不荣"的基础上，进一步辨别证的寒热虚实，才能达到止痛和治癌结合，即标本同治的目的。

（二）治疗措施

1. 辨证论治

（1）寒邪内阻

主症：疼痛暴作，遇寒加剧，得暖稍缓解，口和不渴，小便清长，大便溏薄，舌苔白腻，舌质淡红，脉弦紧。

治法：温中散寒，行气止痛。

方药：良附丸（《良方集腋》）合当归四逆汤（《伤寒论》）加减。

高良姜 12g，当归 15g，香附 12g，陈皮 10g，延胡索 15g，土鳖虫 6g，细辛 5g，田七 10g，枳壳 12g，桂枝 10g，白芍 15g。

（2）肝气郁结

主症：疼痛性质以胀痛为主，部位走窜不定，时有嗳气，胸闷气促，疼痛可因情绪变化而增减，舌淡红，苔薄白，脉弦。

治法：疏肝解郁，理气止痛。

方药：柴胡疏肝散（《医学统旨》）加减。

柴胡 12g，香附 12g，枳壳 15g，陈皮 10g，乌药 15g，当归 15g，红花 10g，桃仁 15g，川芎 10g，白芍 15g，延胡索 15g，佛手 15g。

（3）瘀血停滞

主症：疼痛部位固定，拒按，或疼痛有针刺感，皮下见瘀斑、瘀点，时伴有吐血黑便，舌质紫暗，苔白，脉涩。

治法：活血化瘀，理气止痛。

方药：失笑散（《太平惠民和剂局方》）合丹参饮〈《时方歌括》〉加减。

五灵脂 12g，蒲黄 12g，丹参 20g，檀香 10g，制川乌 12g，桃仁 15g，田七 10g，延胡索 15g，甘草 5g，红花 6g，蚤休 30g。

（4）气血亏虚

主症：疼痛绵绵，隐痛饨痛，疼痛喜按，温热得舒，常伴有头晕，心悸不宁，多梦寐差，舌质淡，苔薄白，脉细弱。

治法：益气养血，温经止痛。

方药：当归四逆汤（《伤寒论》）加减。

黄芪 30g，党参 30g，当归 15g，制川乌（先煎）12g，白术 15g，桂枝 10g，云苓 15g，延胡索 15g，干姜 10g，田七 10g，大枣 15g，细辛 5g。

2. 中成药

（1）草乌甲素片：药物成分为草乌甲素，具有较强的镇痛及明显的消炎作用。其镇痛作用是中枢性的，起效时间比吗啡慢，但维持时间长，无成瘾性。每日 2~3 次，每次 1 片，温水送服，适用于各类疼痛患者。

（2）西黄丸：每日 2 次，每次 3g，有清热解毒、消癥散结、活血祛瘀止痛之功效。适用于证属痰瘀互结、热毒内盛患者。

（3）片仔癀片：每日 3 次，每次 0.6g，有清热解毒、消肿止痛之功效，适用于热毒炽盛伴疼痛之患者。

（4）玉枢丹：每日 2 次，每次 1.5g，有化痰开窍、辟秽解毒、消肿止痛之功效，适用于痰热壅盛之疼痛患者。

（5）蟾酥膏、琥珀止痛膏、双柏油膏：局部外敷，有较好的止痛效果。

3. 针灸治疗

（1）处方：以局部取阿是穴为主，远处取穴为辅，以及所属脏腑之部穴配合使用，共奏舒筋活络，行气活血之功。

（2）随症配穴：气滞血瘀加支沟、膈俞；气血亏虚加血海、足三里。

（3）操作：毫针刺，泻法，每次留针1~2小时。在体针的基础上，将电针的输出电极接于主穴和配穴（每次可选2对4穴），以连续波、快频率、强电流连续刺激30分钟以上，以痛止为度，重者可每日治疗2次。

4. 中西医结合治疗

对于实性疼痛患者，可酌情配合西药三阶梯法止痛用药，重度剧烈疼痛者，可使用美施康定、多瑞吉贴剂等药物止痛。

八、急性肿瘤溶解综合征

肿瘤增殖迅速的病人当肿瘤发生溶解破坏时出现一种高尿酸、高钾、高磷、低血钙的综合征，称为肿瘤溶解综合征。肿瘤溶解综合征一般发生在肿瘤负荷较大、对化疗药物细胞毒性极为敏感的肿瘤患者。由于肿瘤组织迅速溶解后大量的代谢产物释放进入血液，超过了肾脏的排出能力，从而造成肾脏及心脏的潜在威胁。尿酸、黄嘌呤和磷酸盐沉积于肾小管，损伤肾的排泄功能进而引起代谢产物的含量增高。肿瘤细胞的迅速破坏，核酸分解代谢增加，引起高尿酸血症。当pH=5时，尿酸盐成为非溶性结晶沉积于远端肾小管，导致急性尿酸性肾病，代谢紊乱、高尿酸血症、高钾血症、高磷酸盐血症和低钙血症，这些紊乱可以同时出现，也可单独出现。病人典型的临床表现为"三高一低"，即高尿酸血症、高钾血症、高磷酸血症和低钙血症，同时伴有代谢性酸中毒、氮质血症和肾功能不全。

（一）中医病机与治则

中医肿瘤学的研究提示，肿瘤溶解综合征多属于脾肾两虚，邪毒内生之证，为正虚邪实。治疗上宜健脾祛湿，辅以益气；或利水祛毒，辅以温阳。

（二）治疗措施

1. 辨证论治

（1）湿热壅积

主症：小便不通，或尿少而短赤灼热，小腹胀满，口苦口干，恶心呕吐，心悸喘促，头晕眼蒙，舌红，苔黄腻，脉沉数。

治法：清热解毒，通利小便。

方药：八正散（《太平惠民和剂局方》）加减。

木通 15g，滑石 30g，车前子 20g，瞿麦 15g，萹蓄 15g，山栀子 15g，大黄 12g，白茅根 20g，蒲公英 15g，枳壳 15g。

（2）脾肾两虚

主症：小便不通，或尿量极少，排出无力，头晕心悸，喘促浮肿，体倦呕吐，腰膝酸冷，面色苍白，视物模糊，舌淡，苔白脉沉细。

治法：温阳益气，补肾利尿。

方药：金匮肾气丸（《金匮要略》）合五苓散（《伤寒论》）加减。

熟地 30g，山茱萸 15g，熟附子 15g，肉桂 6g，泽泻 15g，茯苓 15g，猪苓 15g，大腹皮 15g，丹皮 12g，白术 15g。

2. 中成药

（1）百令胶囊：主要成分为发酵冬虫夏草菌丝体干粉，有滋阴补肾之功效。每日 3 次，每次 3 粒。

（2）尿毒清胶囊：主要成分为北芪、虎杖、土茯苓、槐花等。有益气升清、通腑降浊之功效。每日 3 次，每次 6 粒。

（3）益肾通胶囊：主要成分为肉苁蓉、王不留行、黄芪等，有益气补肾、活血化瘀之功效，适用于脾肾两虚之小便不通者，每日 3 次，每次 4 片。

3. 中西医结合治疗

中药直肠滴注：中药"解毒得生煎"加半枝莲 30g、白花蛇舌草 30g。煎至 400mL 左右，直肠滴注给药，每天 1 次。

病情危重者，配合静脉补液水化治疗，使用利尿药、皮质激素等治疗。

第七章　乳腺癌

乳腺癌是发生于乳房腺上皮组织的恶性肿瘤，严重危害妇女身心健康甚至危及生命，男性甚少见。在我国已居女性恶性肿瘤死亡率首位，仅次于子宫癌。目前已步入快速增长期，发病高峰以 40~60 岁之间女性为主。高脂饮食、初产迟、绝经迟、有家族乳腺癌史、肥胖及电离辐射等是乳腺癌发病的危险因素。常见组织病理类型有非浸润性癌（包括导管内癌、小叶原位癌）和浸润性癌（包括浸润性导管癌、浸润性小叶癌、单纯癌、髓样癌、硬癌、黏液腺癌、乳头状癌等）。乳腺癌的预后主要与年龄、原发灶大小和局部浸润情况、淋巴结转移、肿瘤的病理类型和分化程度等因素有关。按导管内癌、黏液癌、髓样癌、管状癌、小叶及浸润导管癌的顺序，预后依次变差。激素受体免疫组化检测的结果，也是预后判断的重要指标，雌激素受体（ER）、孕激素受体（PR）均阳性预后更好，ER、PR 阴性预后差。另外 DNA 整倍体或 S 期细胞比率增高或癌胚抗原（CEA）阳性均提示预后差。

乳腺癌淋巴结转移率很高，最多为腋下，其次为锁骨下及锁骨上淋巴结。双侧乳房存在交通淋巴管，也可发生双侧乳腺的转移、播散。内乳淋巴结和腋淋巴结为乳腺癌转移第 1 站，锁骨上淋巴结为第 2 站，此站淋巴结转移的发生标志着乳腺癌已属晚期。乳腺癌通过血道播散发生远处部位转移的能力较强，出现也较早，可以发生在淋巴结转移灶出现之前。最常见的为肺，其次为骨、肝、软组织、脑、肾上腺、肾、卵巢及骨髓等。

第一节　病因病机

在恶性肿瘤的中医病因病机记载中，古人对乳癌的论述比较丰富、精辟，不少观点为现代医学所证实。其病因与以下几方面有关。

一、正虚邪犯

正虚邪犯，乳络空虚，风寒之邪乘虚而入，经络阻滞，致气滞血瘀，结于乳中而结块。《诸病源候论·妇人杂病诸候·石痈候》曰："有下于乳者，其经虚，为风寒气客之，则血涩结成痈肿，但结核如石，谓之石痈。"本虚是发病之根本。

二、冲任失调

中医认为"冲为血海、任主胞胎"，冲任之脉起于气街（胞内），与胃经相连，循经上入乳房，隶属于肝肾。《外科正宗》谓："忧郁伤肝，思虑伤脾，积想在心，所愿不得者，致经络痞涩，聚结成核。"清代《张氏医通》谓："乳岩属肝脾二经久郁，气血亏损。"肝气郁结致肝肾阴虚，冲任失调，气滞血凝，结聚于乳。

三、情志内伤

七情内伤，气血紊乱，经络痞涩，结滞乳中。明代《医学正传》谓："此症多生于忧郁积忿中年妇女。"元代《格致余论》谓："若不得志于夫，不得于舅姑，忧怒抑郁，朝夕积累，脾气消阻，肝气积逆，遂成隐核……名曰乳岩。"清代《医碥》谓："女子心性偏执善怒者，则发而为痈，沉郁者则渐而成岩。"

四、邪毒蕴结

风寒湿邪、饮食积滞、气郁痰浊，积久化火，成毒生瘀，结于乳中坚核。《诸病源候论》谓："有下于乳者，其经虚，为风寒气客之，则血涩结……无大热，但结核结石。"明《景岳全书》曰："乳岩，肿痛热甚热毒有余者，宜以连翘金贝煎先治之。"由于足阳明胃经行贯乳中，如脾虚纳差，运化失司，则乳汁减少；过食厚味，可生乳痈或乳内结块。

中医经络学说认为乳头属足厥阴肝经，乳房属足阳明胃经，外属足少阳胆经。乳癌的病位在乳房，病根在肝肾，病机与肝、胆、脾胃、肾关系密切。其病机特点是内虚与毒聚并存，内虚是冲任失调、忧郁伤肝、思虑伤脾、肝气郁结致肝肾阴虚，毒聚为痰浊滞结、瘀毒郁积、聚结成块。

第二节　诊断与鉴别诊断

一、诊断要点

（一）临床表现

早期多无明显自觉症状，常常是无意中发现患乳内有单发的小肿块，坚硬如石，凹凸不平，与周围分界不清，不红、不热、不痛。渐渐增大，可肿如堆粟，或似覆碗。随着病灶向四周扩展，可引起乳房外形的改变，因"皮核相亲"，可使肿块表面的皮肤凹陷，乳房抬高，乳头内缩。肿块接近皮肤时，可影响血液回流，导致局部水肿，毛孔深陷，状如橘皮。晚期局部溃烂，边缘不整，或深如岩穴，或凸如泛莲，时流污浊血水，痛无休止。当侵及胸部肌肉时，则肿块固定于胸壁而不易被推动。当病变发生转移时，可在患侧腋下、锁骨下、锁骨上摸到肿块，坚硬如石，凹凸不平。转移至肺、肝或骨时，则出现相应症状如咳嗽、黄疸、右胁下痞块、骨骼剧痛等。病久者，可见全身极度衰弱，最后常因气血衰竭或溃烂出血而死亡。

（二）影像学诊断

X线摄影包括铝靶摄片和干板摄影，是目前符合率较高的诊断方法，以前者为多用。临床多表现为透光环肿块和毛刺状肿块，且在肿块周围多出现小杆状、小四叉状或泥沙样恶性钙化灶。可用B超鉴别肿块系囊性还是实性，超声检查对乳腺癌诊断的正确率为80%~85%，癌肿向周围组织浸润而形成的强回声带、正常乳房结构破坏以及肿块上方局部皮肤增厚或凹陷等图像均为诊断乳腺癌的重要参考指标。在超声引导下进行肿块穿刺活检可清楚显示肿块位置、大小，提高取材的准确性。CT检查可用于不能扪及的乳腺病变活检前定位确诊，乳腺癌术前分期检查乳腺后区腋部及内乳淋巴结有无肿大有助于制订治疗计划。对乳腺癌术前新辅助治疗的疗效观察，首选MRI，其影像学T1加权图像呈低信号影，边缘不完整有毛刺或分叶；T2加权图像呈高信号影，增强检查后明显强化。

（三）细胞学、病理学诊断

可采取乳头溢液、糜烂部位刮片或印片、细针吸取活检涂片进行细胞学检查。活组织取材的病理学检查方法可明确诊断。

（四）生物标记物及免疫组织化学诊断

目前乳癌的生物标志物特异性均不甚理想，乳癌患者术前检查有20%~30%血中CEA升高，晚期及转移性癌患者中则有50%~70%出现CEA高值。CA15-3对乳癌诊断符合率为33.3%~57%。

二、鉴别诊断

乳癌主要与乳腺囊性增生病、乳腺结核、乳腺炎、乳腺纤维腺瘤、乳腺导管内乳头状瘤、乳腺恶性淋巴瘤等鉴别。

（一）乳腺囊性

增生病为临床上常见的乳腺组织病变，本病亦可引起乳房腺体增厚和数个颗粒样、片块样结节，质不硬，不与皮肤及胸壁粘连，可有程度不等的自觉疼痛或触痛，其症状及体征常随月经周期而变化；一般无腋窝淋巴结肿大，X 线铝靶及活组织检查可供鉴别。

（二）乳腺结核

常见于 20～40 岁妇女，肿块可一个或数个，质坚实，边界不清，皮色不变，有其他结核病史，可无疼痛或有微痛，与周围组织有粘连，可活动。比较少见，多为胸壁结核蔓延而来，可溃破，并流出干酪样脓液。注意检查时常发现有其他部位的结核病灶同时存在。临床表现为炎症性病变，可形成肿块，有时大时小的变化，患者不一定有肺结核，也常伴有腋下淋巴结肿大，临床有 1/3 的患者难以与癌相区别。

（三）急性乳腺炎

发于乳房部位的痈，多见于妇女产后，多有急性发作史，可有疼痛、发烧等，但经消炎治疗后很快消退。当病变局限急性炎症消退时，乳内有肿块；且可与皮粘连，也易误诊为乳腺癌。常由于各种原因引起乳腺导管阻塞，导致乳管内脂性物质溢出，进入管周组织而造成无菌性炎症。急性期突然乳痛、红肿、乳头内陷、腋淋巴结可肿大，易被误诊为炎症乳腺癌。

（四）乳腺纤维腺瘤

好发于内分泌旺盛而调节紊乱的年轻妇女，大多在 20～30 岁期间。肿块明显，肿块多位于乳腺外上象限，圆形或扁圆形，一般在 3cm 以内。单发或多发，质坚韧，表面光滑或结节状，分界清楚，无粘连，触之有滑动感。肿块无痛，生长缓慢，但在妊娠时增大较快，而且很少有疼痛，但有恶变发生的可能性。

（五）乳腺导管内乳头状瘤

可单发，也可多发。单发者多为老年妇女，50%有血性溢液。多发者呈弥漫性结节，无明显肿块。此瘤可恶变。该病是发生乳头溢液最常见原因，肿块多不可触及，或即使可触及肿块，直径也不超过1cm，乳管X线造影和溢液涂片细胞学检查有助于鉴别诊断。

（六）乳腺恶性淋巴瘤

较罕见，约占乳腺恶性肿瘤的0.04%~0.52%。好发年龄为50~60岁，女性多见，常为单发。临床表现常为迅速增大的肿块，有时可占据整个乳房，肿块呈巨块或结节状、分叶状，边界清楚，质坚，有弹性，与皮肤及乳房等无粘连。肿块巨大时表面皮肤菲薄，血管扩张，并引起破溃。腋淋巴结亦可同时受累。临床诊断常较困难。其X线片常与其他恶性肿瘤不易区分，需经病理切片才能明确。

第三节　辨证论治

一、辨证要点

乳癌与乳病的辨证有相同之处。清代《外证医案汇编》谓："若治乳从一气字著笔，无论虚实新久，温凉攻补，各方之中挟理气通络之品，使其乳络疏通，气为血之帅，气行则血行，阴生阳长，气旺流通，血亦随之而生，自然壅者易通，郁者易达，结者易散，坚者易软。"乳癌的辨证治疗，亦重在理气与补气、乳癌与肝脏关系最为密切，清代《问斋医案》曰："夫坤道以肝为先天，故乳大于男子。"肝肾乙癸同源，辨证常侧重肝郁肝火或肝肾阴虚，配合辨病用药治疗。

二、临床分型

（一）冲任失调

主症：乳房内肿块，质地硬韧，粘连，表面不光滑，五心烦热，午后潮热，盗汗，口干，腰膝酸软，兼有月经不调，舌质红，苔少有裂纹，脉细或细数无力。

证候分析：肝肾阴虚，冲任失养，血脉不畅，阻于乳中，变生积块而成乳岩；阴虚火旺，则见五心烦热、午后潮热、盗汗、口干等症；腰为肾之腑，肾虚失养，则腰膝酸软；冲为血海，任主胞胎，肝肾阴虚，冲任失养而致月经不调；舌质红，苔少有裂纹，脉细数为阴虚内热之象。

治法：调理冲任，滋阴软坚。

方药：知柏地黄汤（《小儿药证直诀》）加减。

熟地24g，山茱萸12g，知母12g，怀山药30g，鳖甲12g，土贝母10g，白花蛇舌草30g，山慈菇15g，蛇六谷15g，莪术6g，蜂房6g，牛膝10g。

方以熟地滋肾阴、益精髓为君药；山茱萸、知母、蟹甲滋养肝肾，怀山药大补脾阴为臣药；白花蛇舌草、土贝母、山慈菇解毒消痈，蛇六谷、莪术、蜂房祛瘀散结为佐药；牛膝引火下行为使药。

失眠者，加酸枣仁、柏子仁、夜交藤养心安神；盗汗者，加煅龙牡、浮小麦收敛止汗。

（二）肝郁气滞

主症：乳房结块，皮色不变，两胁胀痛，或经前乳房作胀，经来不畅，郁闷寡言，心烦易怒，口苦咽干，舌苔薄白或微黄，或舌边瘀点，脉弦或弦滑。

证候分析：本型多为肿块初起，情志不畅，肝气失于调达，阻滞乳中经络及胁络，气滞血瘀，日久变生乳中结块。不通则痛，见乳房、胸胁胀痛。若气郁化火生风，可见心烦易怒，口苦咽干，头晕目眩。脉弦为肝郁之象。

治法：疏肝理气，化痰散结。

方药：逍遥散（《太平惠民和剂局方》）加减。

柴胡10g，川楝子15g，当归15g，白芍15g，白术15g，茯苓20g，瓜蒌15g，夏枯草15g，浙贝母15g，山慈菇15g，郁金10g，甘草6g。

方以柴胡疏肝解郁，使肝气得以条达为君药；川楝子苦寒清肝理气，当归养血活血，白芍养阴柔肝共为臣药；白术、茯苓健脾益气，瓜蒌、夏枯草、浙贝母软坚散结，山慈菇解毒消瘤，郁金理气止痛，共为佐药；甘草和中，调和诸药为使药。

火盛便秘者，加丹皮、山栀、大黄等清泻肝胆；乳房胀痛明显者，加王不留行、延胡索化瘀止痛。

（三）热毒蕴结

主症：乳房结块迅速肿大，隐隐作痛，或结肿溃破，甚则溃烂翻花，流水臭秽，痛引胸胁，烦热眠差，口干苦，大便干结，苔黄白或厚腻，舌质红，脉弦数或滑数。

证候分析：多见于癌瘤伴发感染及炎性乳癌。乳房属足阳明胃经，为多气多血之经。胃经湿热蕴结，变生毒瘀，肿块发展迅速，疼痛红肿；热毒腐蚀肌肉，见翻花、恶臭、发热、便秘；舌红苔厚腻，脉弦数为阳明热结之象。

治法：清热解毒，化瘀消肿。

方药：五味消毒饮（《医宗金鉴》）加减。

金银花30g，蒲公英15g，紫花地丁15g，紫背天葵15g，桃仁10g，红花10g，露蜂房6g，皂角刺10g。

方以金银花性味甘寒，最善清热解毒，为君药；蒲公英、紫花地丁、紫背天葵清热解毒，合用则解毒之力尤强而为臣药；桃仁、红花、露蜂房化瘀消肿为佐药；用皂角刺拔毒消肿通乳络为使药。

火结便秘者，加大黄、厚朴、枳实等通腑泻热；热入营血可加丹皮、生地、赤芍；晚期乳癌见消瘦乏力、面色不华、脉虚数者，可加黄芪、白术、当归。

（四）气血两虚

主症：乳中结块，与胸壁粘连，推之不动，乳房遍生疙瘩，头晕目眩，面色苍白，神疲气短。舌苔少，舌质淡或淡胖，脉虚弱。

证候分析：多见于乳癌晚期，经多程放化疗后，正气大伤，气血虚弱，故见头晕目眩，面色苍白，神疲气短，舌苔少，舌质淡或淡胖，脉虚弱均为气血亏虚之象。

治法：健脾益气，化痰软坚。

方药：人参养荣汤（《太平惠民和剂局方》）加减。

黄芪 20g，人参 30g，白术 15g，茯苓 15g，熟地 15g，当归 15g，川芎 10g，远志 10g，陈皮 10g，白芍 15g，炙甘草 6g。

方以黄芪、人参大补元气为君药；白术、茯苓、熟地、当归等补脾气为臣药；川芎、远志、陈皮、白芍疏肝理气为佐药；炙甘草益气和中，调和诸药为使药。

若气虚卫表不固、自汗、易感冒者，重用黄芪，加防风、浮小麦益气固表止汗；脾虚湿盛便溏者，当归减量，加薏苡仁、炒扁豆健脾祛湿。

五灵脂、白矾、硝石、干漆、马钱子组成。主治乳癌、乳腺肿块及多种肿瘤。每日 3 次，每次 4~6 粒。

二、外治法

乳癌属于中医外科范畴，其外治法中有丰富的内容，古人反对局部刺溃肿瘤等不彻底的开刀，《外科证治全生集》谓："大忌开刀，开则翻花最惨。"

（一）生肌玉红膏（《外科正宗》）

由当归、白芷、血竭、紫草、甘草、轻粉、白蜡、麻油组成，有活血祛腐、解毒镇痛、润肤生肌之功，用于放射性皮肤溃疡日久不愈、术后切口感染或皮瓣坏死、晚期乳腺癌瘤块破溃。

（二）二黄煎（经验方）

由黄柏、土黄连组成。有清热燥湿、泻火解毒之功。用于乳腺癌术后伤口感染、皮瓣坏死、放射性皮炎或化疗药物静脉外漏引起的局部红肿或溃烂。用法：蘸水外洗或冷湿敷。

三、针灸

《医宗金鉴》记载乳癌初起，"宜用豆粒大艾壮，当顶灸七壮，次日起水泡，挑破，用三棱针刺入"至肿核，将药捻插入针孔，先灸后刺，至关重要。先灸产生局部热效应，通过经络的感传作用，调动机体的抗病能力，包裹肿块，防止扩散与蔓延；后刺不仅便于置药，而且为驱逐病邪开通道路，在内托外治的作用下，不至于闭门留寇。

处方：以足厥阴肝经、足阳明胃经、任脉经穴为主，配屋翳、膻中、天宗、肩井、期门、三阴交、丰隆等穴位。

辨证配穴：冲任失调加肝俞、肾俞、关元。肝郁气滞加肝俞、太冲。热毒蕴结加内庭、行间点刺放血。气血两虚加灸脾俞、膈俞、足三里。

随症配穴：乳腺癌术后上肢水肿加极泉、青灵通络消肿；乳腺癌放疗后放射性肺炎加尺泽、孔最泻肺止咳；潮热者加百劳、膏肓；失眠心烦加大陵、神门。

第八章　肺　癌

肺癌是严重危害人类健康的恶性肿瘤之一。世界上肺癌发病率较高的国家大多为发达国家，其中以英国、芬兰和美国黑人的发病率最高，按年龄调整发病率计算超过 100/10 万。在我国，肺癌的发病率也呈明显上升的趋势，在许多大城市中已占各种恶性肿瘤的首位。有研究认为中国肺癌的发病主要与精神因素、吸烟、室内环境污染、呼吸系统疾病史及家族史、蔬菜及水果摄入量等因素有关。WHO 将肺癌的组织学表现简略地分为鳞癌（表皮样癌）、腺癌、大细胞肺癌和小细胞未分化癌四类。其中前三类统称为非小细胞肺癌（NSCLC）。在新确诊肺癌病例中，约 80% 为非小细胞肺癌。肺癌的转移途径有直接蔓延至支气管、淋巴及血行转移。淋巴转移是肺癌转移的主要途径；血行播散造成远处器官的转移，其中以肝、骨、脑最常见。由于肺癌就诊时 70%~80% 已属晚期，因此肺癌的预后较差，其与组织学类型、病程与分期、肿瘤的部位、有无转移、病人的年龄及机体的免疫状态、治疗措施等因素有关。约 80% 病人在诊断后一年内死亡，中位生存期一般在 6 个月左右，肺癌总的五年生存率只有 5%~10%，疗效尚不满意。

第一节　病因病机

本病病位在肺，与脾肾密切相关，《素问·五脏生成》谓："诸气者，皆属于肺。"因先天禀赋不足，或因六淫、饮食、邪毒，导致肺失宣降，气机不利，血行瘀滞，痰浊内生，毒邪结聚而成。

一、正气亏虚

禀受父母、先天不足，或后天失养，肺气亏虚，宣降失常，邪毒乘虚而入，客邪留滞，肺气贲郁，脉络阻塞，痰瘀互结而成肺积。

二、情志失调

七情内伤，气逆气滞，而气为血帅，气机逆乱，血行瘀滞；或思虑伤脾，脾失健运，聚湿生痰，痰贮于肺，肺失宣降，气滞血瘀，疲凝毒聚，局部结而成块。如《素问·举痛论》说："悲则心系急，肺布叶举，而上焦不通，荣卫不散……思则心有所存，神有所归，正气留而不行，故气结矣。"

三、外邪犯肺

肺为娇脏，喜润而恶燥，燥热之邪最易伤肺，如有长期吸烟，"烟为辛热之魁"，燥热灼阴，"火邪刑金"，炼液为痰，形成积聚；或邪毒侵肺，肺为气之主，通于喉，开窍于鼻，直接与外环境相通，如废气、矿尘、石棉和放射性物质等邪毒袭肺，则肺之宣降失司，肺气郁滞不行，气滞血瘀，毒瘀结聚，日久而成癌瘤。清代吴澄《不居集》云："金性喜清润，润则生水，以滋脏腑。若本体一燥，则水源渐竭，火无所制，金受火燥，则气自乱而咳嗽，嗽则喉干声哑，烦渴引伏，痰结便闭，肌肤枯燥，形神虚萎，脉必虚数，久则涩数无神。"

四、饮食所伤

《素问·痹论》曰："饮食自倍，肠胃乃伤。"脾为生痰之源，脾虚则水谷精微不能生化输布，致湿聚生痰，肺为贮痰之器，痰浊留于水之上源，阻滞肺络，痰瘀为患，结于胸中，肿块逐渐形成。

本病的发病与痰、热、虚密切相关。肺失肃降，脾失健运，痰浊内生；"肺为娇脏，喜润而恶燥"，肺肾阴虚，肺叶失润，或"肺热叶焦"；肺气不足，肺脾肾虚，痰热互结，终成本病。

第二节　诊断与鉴别诊断

一、诊断要点

（一）临床表现

肺癌的临床表现包括肺内和肺外两方面的症状和体征。

（1）肺内症状：咳嗽通常为肺癌较早出现的症状，病人可有干咳或咳吐少量黏稠白痰，或剧咳，热毒犯肺时可咳吐脓痰；咯血和血痰为间断性反复少量血痰，血多于痰，色鲜红，偶见大咯血；胸痛早期通常为不定时的胸闷，压迫感或钝痛，有些病人难以描述疼痛的性质和部位，痛无定处，甚则胸痛剧难忍。有的周围型肺癌病人以胸胁痛、肩背痛、上肢痛等为首发症状；气急主要表现为活动后加重，肺癌晚期淋巴结转移会压迫大支气管或隆突而气急，弥漫型肺泡癌、胸腔、心包积液等患者的气急症状更为明显。发热多为肿瘤压迫或阻塞支气管后引起肺部感染所致，也可由于癌肿坏死毒素吸收而引起癌性发热，抗炎治疗效果不明显。

（2）肺外表现：主要表现为肿块压迫、侵犯邻近的组织、气管，并向远处转移，以及一系列副癌综合征，如"类癌综合征"（表现为皮肤潮红、腹泻、浮肿、喘息、心悸阵作等）、"库欣综合征""异位生长激素综合征""异位甲状旁腺综合征""异位促性腺激素综合征""肺性关节炎"等。

（二）影像学诊断

肺部的 X 线、CT 及 MRI 的应用，使肺癌的定位及分期诊断准确率有了很大的提高。

（三）细胞学病理学诊断

包括痰液、纤维支气管镜刷检物、支气管吸出液及灌洗液、各种穿刺物的细胞学检查，是确诊肺癌的重要方法。可行经皮肺穿术进行细胞学或病理学诊断。

（四）血清学诊断

目前仍在寻找对于肺癌敏感性高、特异性强的生物标志物，并进行了利用单克隆抗体诊断肺癌及肺癌患者染色体、癌基因的研究等。部分患者血清癌胚抗原（CEA）呈阳性。

二、鉴别诊断

（一）肺结核

周围型肺癌与结核球的鉴别在病灶直径小于 3.0cm 时较困难。结核病人年龄一般较轻，病变多见于上叶尖段、后段、下叶背段；病灶大小多在 3.0cm 以内，较常见卫星灶；主病灶多为圆形或椭圆形，密度不均，有密度增浓影或钙化；直径超过 3.0cm 的结核球可显示透光区空洞，壁薄，内壁光滑；生长速度慢，病程长。细支气管肺泡上皮癌需和粟粒型肺结核鉴别，后者以干咳为主，急性期可有结核中毒症状，无明显气促表现；X 线可见病灶多为中上野密集，较少融合，密度较低，病灶大小较均匀，边缘较清楚，抗结核治疗有效。

（二）结核性胸膜炎

肺癌合并有大量胸水时，由于病灶被掩盖，难与结核性胸水区分。癌性胸水量大，增长迅速，常为血性，半数以上可查到癌细胞，pH 大于 7.4；结核性胸膜炎胸水较少，为草黄色，pH 小于 7.3，抗结核治疗有效。

（三）肺良性肿瘤

肺良性肿瘤约占肺肿瘤的 10%，包括错构瘤、纤维瘤、畸胎瘤等，绝大多数患者无临床症状，肿瘤生长缓慢，有完整的包膜，多为圆形或卵圆形，边缘光滑无毛刺，很少分叶。

（四）纵隔肿瘤

中央型肺癌和发生于纵隔侧胸膜下的周围型肺癌浸润纵隔，需与纵隔肿瘤相鉴别。纵隔肿瘤较肺癌症状轻，畸胎瘤可在 X 线检查时见到骨骼和牙齿影；胸腺瘤可伴有肌无力；做支气管造影、纤支镜、纵隔镜检查利于确诊。

（五）肺内炎症

周围型肺癌与慢性肺脓肿的鉴别，从 X 线表现看，后者多位于上叶后段、下叶背段，跨叶蔓延，阴影浓淡不均匀，边缘模糊，多房性空洞，常伴有液平面，肺门清晰，不增大；肺癌可位于肺内任何部位，无跨叶蔓延，肺门增大，阴影密度较均匀，边缘不规则，分叶，成角，有毛刺，空洞壁厚，不规则，无液面。对其他肺内炎症如炎性假瘤，可通过 X 线表现、CT 检测、纤支镜检查等做鉴别。

第三节　辨证论治

一、辨证要点

肺癌是一种因虚得病、因虚致实的全身属虚、局部属实的疾病。患者随着正邪盛衰的变化，各型之间常发生转变，应随着病情变化辨证施治。在肺癌的整个发病过程中，贯穿着痰、瘀、毒、虚四字。扶正重在补益肺脾肾，调整气血阴阳平衡，祛邪重在化痰祛瘀解毒。

二、临床分型

（一）肺郁痰瘀

主症：咳嗽不畅，咯痰不爽，痰中带血，胸肋背痛，胸闷气急，唇紫口干，便秘，舌暗红，有瘀斑（点），苔白或黄，脉弦滑。

证候分析：肺主气，司呼吸，邪毒外侵，则肺气郁闭，失于宣降，气机不利，血行瘀滞，痰浊内生，毒邪结聚于肺而成本病。肺气郁闭，失于宣降，痰浊凝聚则咳嗽不畅，咯痰不爽，胸闷气急；肺朝百脉，主治节，气滞血瘀，迫血妄行，损伤络脉，则痰中带血；气滞血瘀，不通则痛，故胸肋背痛；肺失宣发肃降，津液失布，气机不畅故口干便秘；唇紫、舌暗、瘀斑（点）皆为血瘀之征；舌红、苔白或黄、脉弦滑皆为气郁痰阻之象。

治法：宣肺理气，化痰逐瘀。

方药：星夏涤痰饮（周岱翰方）。

生天南星 15g，生半夏 15g，壁虎 6g，薏苡仁 30g，鱼腥草 30g，仙鹤草 30g，桔梗 12g，夏枯草 15g，北杏仁 12g，全瓜蒌 15g，田七 6g，浙贝母 15g。

方中以生南星、生半夏、壁虎化痰消积为君；薏苡仁、浙贝母、北杏仁除痰散结，仙鹤草、鱼腥草、夏枯草理气清肺解毒为臣；田七、全瓜蒌化瘀止痛，宽胸开郁为佐；桔梗引诸药直达病所为使。

胸肋胀疼者，加制乳香、制没药、延胡索；咯血者，重用仙鹤草、白茅根、旱莲草；痰瘀发热者，加金银花、连翘、黄芩。

（二）脾虚痰湿

主症：咳嗽痰多，咯痰稀薄，胸闷气短，疲乏懒言，纳呆消瘦，腹胀便溏，舌淡胖，边有齿痕，舌苔白腻，脉濡、缓、滑。

证候分析：脾气亏虚，失于运化，痰湿内生，上渍于肺故咳嗽痰多，咯痰稀薄；脾不健运，故疲乏懒言，纳呆消瘦，腹胀便溏；脾失运化，痰湿内生，贮存于肺，肺失宣降故胸闷气短；舌边有齿痕，舌苔白腻，脉濡缓滑均为肺脾气虚夹痰湿的表现。

治法：健脾燥湿，理气化痰。

方药：星夏健脾饮（周岱翰方）。

生天南星 15g，生半夏 15g，壁虎 6g，薏苡仁 30g，全瓜蒌 15g 浙贝母 15g，桔梗 12g，猪苓 20g，茯苓 20g，党参 30g，白术 15g。

方中以党参、白术、生天南星、生半夏健脾消积为君药；壁虎、浙贝母化痰散结，云苓、薏苡仁渗湿除痰为臣药；全瓜蒌、猪苓宽胸散结以利水之上源为佐；桔梗开宣肺气为使。

痰涎壅盛者，加陈皮、牛蒡子；肢倦思睡者，加人参、黄芪。

（三）阴虚痰热

主症：咳嗽痰少，干咳无痰，或痰带血丝，咳血，胸闷气急，声音嘶哑，潮热盗汗，头晕耳鸣，心烦口干，尿赤便结，舌红绛，苔花剥或舌光无苔，脉细数无力。

证候分析：肺阴亏虚，肺失濡润，虚热内生，肺气上逆，故咳嗽痰少，干咳无痰，胸闷气急；肺阴不足，清肃不行，阴虚火旺，火灼肺络故痰带血丝，咳血；肺阴亏虚，津液不布，肠道失养，故口干便结；潮热盗汗，头晕耳鸣，心烦尿赤均为阴虚内热之征；舌红绛，苔花剥或舌光无苔，脉细数无力为阴虚内热的表现。

治法：滋肾清肺，化痰散结。

方药：清金散结汤（周岱翰方）。

壁虎 6g，薏苡仁 30g，仙鹤草 30g，夏枯草 15g，桔梗 12g，浙贝母 15g，猪苓 20g，沙参 30g，麦冬 15g，鳖甲 30g，生地 20g。

方中以沙参、麦冬、生地滋阴清热润肺为君；壁虎、鳖甲除痰祛瘀散结，薏苡仁、仙鹤草、夏枯草化痰，凉血止血为臣；浙贝母、猪苓化痰利湿散结为佐；桔梗归肺经而为使。

五心烦热者，加知母、丹皮、黄柏；口干欲饮者，加天花粉、天冬；大便干结者，加生地、火麻仁。

（四）气阴两虚

主症：干咳少痰，咳声低微，或痰少带血，颜面萎黄暗淡，唇红，神疲乏力，口干短气，纳呆肉削，舌淡红或胖，苔白干或无苔，脉细。

证候分析：咳声低微，神疲乏力，颜面萎黄暗淡，短气，纳呆肉削为肺脾气虚之征；干咳少痰，或痰少带血，唇红口干，则属肺阴虚内热的表现；舌淡红或胖，苔白干或无苔，脉细亦为气阴两虚之征。

治法：益气养阴，化痰散结。

方药：固本磨积汤（周岱翰方）。

壁虎 6g，薏苡仁 30g，仙鹤草 30g，桔梗 12g，猪苓 20g，浙贝母 15g，沙参 20g，麦冬 15g，百合 3g，西洋参 10g，党参 30g，五味子 10g。

方中以西洋参、党参、五味子养阴益气固本为君；沙参、麦冬、猪苓滋阴增液润肺，壁虎、薏苡仁、仙鹤草化痰磨积止血为臣；浙贝母、百合清肺止咳为佐；桔梗引药归经兼行肺气，敛中有散无郁滞之弊。

面肢浮肿者，加葶苈子、郁金；神志昏蒙者，加全蝎、蜈蚣、石决明。

第四节 辨病治疗

一、内服药

(一) 常用中草药

1. 壁虎

咸，寒，有小毒。具有祛风定惊、散结止痛的功效。《四川中药志》记载本品："驱风，破血积包块，治肿瘤。"临床常用治肺癌、食管癌、白血病等癌瘤中属风热毒结者。内服：煎汤 2~5g，研末服 1~2g，亦可浸酒或入丸散。

2. 天南星

苦，辛，温，有毒。具有燥湿化痰、祛风散结的功效。《开宝本草》云："主中风，麻痹，除痰，下气，破坚积，消痈肿，利胸膈。"临床常用治消化道肿瘤、肺癌、子宫颈癌等癌瘤中属痰湿壅阻、瘀血凝结者。内服：煎汤 5~10g，宜久煎，或入丸散。

3. 半夏

辛，温，有毒。具有燥湿化痰、降逆止呕、消痞散结的功效。《主治秘要》云："燥胃湿，化痰，益脾胃气，消肿散结，除胸中痰涎。"临床常用治食管癌、胃癌、肺癌等癌瘤中属痰湿内阻者。内服：煎汤 5~10g，宜久煎。

4. 黄芪

甘，微温。具有补中益气、固表、利水、托脓、生肌的功效。《本草汇言》载："黄芪，补肺健脾，卫实敛汗，祛风运毒之药也……"临床常用于多种肿瘤放、化疗期间或脾气亏虚的肿瘤患者。内服：煎汤 9~15g，大剂量要用至 30g。

5. 山慈菇

甘、微辛，寒，有小毒。具有清热解毒、散结消肿的功效。《本草拾遗》曰："主痈肿疮瘘，瘰疬结核等，醋磨敷之，亦除皯。"临床常用治肺癌、食管癌、淋巴瘤等癌瘤中属热毒瘀结者。内服：煎汤 3~10g；或磨汁；或入丸、散。外用：适量，磨汁涂；或研末调敷。

(二) 常用中成药

1. 参一胶囊

由人参皂苷单一成分组成。有培元固本、补益气血的功效。能通过抑制肿瘤新生血管的形成，起到抑制肿瘤复发、扩散和转移的作用。可抑制术后及放化疗后肿瘤的复发转移；明显提高放化疗疗效，减轻毒副反应，提高机体免疫功能；明显改善肿瘤患者的食欲和精神状态，减轻疼痛，增加体重，提高生活质量。适用于肺癌、胃癌、肠癌等体质虚衰的患者。饭前空腹口服，每次 2 粒，每日 2 次。

2. 鹤蟾片

由仙鹤草、干蟾皮、浙贝母、半夏、天冬、人参、葶苈子组成。具有解毒除痰、凉血祛瘀、消癥散结之功效。适用于原发性支气管肺癌、肺部转移癌，能够改善患者的主观症状和体征，提高患者生存质量。每次 6 片，每日 3 次，温开水送服。

二、外治法

蟾酥膏（刘嘉湘方）：由蟾酥、生川乌、蚤休、红花、莪术、冰片等组成，制成布质橡皮膏，外贴疼处，一般 15~30 分钟起效，每 6 小时更换 1 次，可连用 1~3 天。适用于肺癌患者伴胸部、骨等局部疼痛患者。

三、针灸

处方：以手太阴肺经腧穴和肺的俞、募穴为主，配肺俞、中府、太渊、孔最、膏肓、丰隆、足三里等穴位。

方义：病变在肺，按俞募配穴法取肺俞、中府调理肺脏气机、宣肺化痰；孔最为手太阴郄穴，配肺俞可宣通肺气；太渊为肺经原穴，本脏真气所注，配肺俞可宣肺化痰。膏肓为主治诸虚百损之要穴，具有理肺补虚之效。丰隆为豁痰散结要穴，补胃经合穴足三里，意在培补后天之本，培土生金，诸穴合用可收祛邪化痰，益气宣肺之功。

刺灸方法：常规针刺，平补平泻为主，虚证加灸。胸背部穴位不宜深刺。

耳针：肺、气管、大肠、胸、肝、脾、神门、轮4~6反应点。针双侧，用中等刺激，留针10~20分钟，或用王不留行压贴，每日1次。

拔罐：肺俞、膈俞、风门、膏肓。留罐5分钟，隔日1次。穴位贴敷：用白芥子、甘遂、细辛、丁香、川芎等研末调糊状，贴大椎、肺俞，膏肓、身柱、脾俞、膈俞等用胶布固定，保留至皮肤发红，每周1次，3次为1疗程。尤适用于放化疗后体质虚衰或痰瘀阻络患者。

第九章　食管癌

食管癌是指发生于食管黏膜上皮的恶性肿瘤，是人类较为常见的恶性肿瘤之一，从流行病学分布图来看，世界范围内的食管癌高发区集中在东北亚、中亚、南亚、南部非洲、拉丁美洲和法国的布列特尼地区，而欧洲的大部分地区、北美和大洋洲发病率较低。中国是世界上食管癌发病率和病死率最高的国家。河南省，特别是河南北部的林州市（原林县）、安阳市县等地是中国也是世界食管癌发病率和病死率最高的地区，发病率高达478/10万。食管癌的发病与吸烟、饮酒、摄入高亚硝胺及霉变食物、环境微量元素以及遗传等因素有关。根据食管癌的组织学特点可分为鳞状细胞癌、腺癌、腺棘癌、小细胞未分化癌以及癌肉瘤等5型，其中鳞癌占90%以上。因食管无浆膜层，故食管癌常在发病早期即发生食管外侵犯或区域淋巴结与远处转移。肿瘤穿透肌层后很容易穿过疏松的食管外膜而达邻近的器官，如气管、支气管、肺、胸膜、心包膜、主动脉等；此外，食管癌还可以经淋巴转移及血源性转移等途径发生周围淋巴结及远性肿瘤转移。早期局限性、中晚期与转移性食管癌患者的五年生存率分别为30%、15%与20%。现代医学研究表明，影响食管癌预后的独立因素是临床分期、肿瘤部位、侵及深度、分化程度及淋巴结转移个数，与性别、年龄等关系不大。提高警惕，早期发现，早期检查，且对高危人群进行普查，是提高食管癌生存率的重要途径。

第一节　病因病机

食管癌病位在食道，属胃气所主，病变脏腑归属于胃，又与肝、脾、肾三脏密切相关。病因以内虚为本，为脾胃气虚、七情所伤及酒食过度损伤脾胃所致。气血津液运行受阻，气滞、痰阻、血瘀阻滞于食道，使食道狭窄；或造成津伤血耗，失于濡润，食道干涩，发为本病。

一、七情内伤

七情内伤，因忧思抑郁，或恼怒伤肝而成。忧思伤脾，脾伤则气结，水湿失运，滋生痰湿，痰气相搏，阻于食道；或恼怒伤肝，肝郁气滞，气滞血瘀，气血不通，气、痰、瘀胶结，阻于食道，致食道不通，哽噎不下。明代邵达在《订补明医指掌》中指出："（噎膈）多起于忧郁，忧郁则气结于胸，臆而生痰，久则痰结成块，胶于上焦，道路窄狭，不能宽畅，饮或可下，食则难入，而病已成矣。"

二、酒食所伤

嗜酒无度，过食肥甘，恣食辛辣；或助湿生热，酿成痰浊，阻塞食道；或津伤血燥，失于濡润，食道干涩，均可引起咽下噎塞而成噎膈。明代邵达在《订补明医指掌》中指出："如好酒之徒，患此者必是顽痰，盖酒能发火，火能生痰，胶结不开，阻塞道路，水饮下咽，亦觉痛涩。"清代叶天士在《临证指南医案·噎膈反胃》中也提到："酒湿厚味，酿痰阻气，遂令胃失下行为顺之旨，脘窄不能纳物。"清代何梦瑶在《医碥》中也有："酒客多噎膈，饮热酒者尤多，以热伤津液，咽管干涩，食不得入也。"皆强调了酒食痰浊致病的作用。

三、肾虚不足

患者年迈肾虚，或素体肾亏，或纵欲太过，致真阴亏损，阴液不足，无以上承濡润咽嗌，食管干涩，咽下噎塞而成噎膈。如《景岳全书》中曰："酒色过度则伤阴，阴伤则津血枯涸，气不行则噎膈病于上，精血枯涸则燥结病于下。"《金匮翼》则强调："噎膈之病，大都年逾五十者，是津液枯槁者居多。"

食管癌的病因以内伤饮食、情志、脏腑失调为主，病位在食管，而归属于胃，其实表现为气滞、痰浊、血瘀，其虚为阴津亏乏，发病与脾、胃、肝、肾诸脏相关。胃主受纳，脾主运化，脾为胃行其津液，若脾失健运，可聚湿生痰，阻于食道。胃气之和降，赖肝之条达，若肝失疏泄，则胃失和降，气机郁滞，甚则气滞血瘀，食管狭窄。中焦脾胃赖肾阴、肾阳的濡养和温煦，如肾阴不足，失于濡养，食管干涩，均可发为噎膈。噎膈由轻转重，常由胃而病及脾、肝、肾，变证丛生。由于肝脾胃功能失调，气、痰、血互结，津枯血燥，而导致的食管狭窄、食管干涩是食管癌的基本病机。

第二节　诊断与鉴别诊断

一、诊断要点

（一）临床表现

初起咽部或食道内有异物感，吞咽时噎塞不顺，以硬食为甚，饮食尚可咽下，胃脘不适，烧灼痛，进食痛甚，胸内疼痛。继则固体食物难以下咽，汤水可入，终致汤水不入，食入即吐，甚则吐白沫，或如赤豆汁，吞咽时胸膈疼痛，大便燥结如羊屎，形体羸瘦，肌肤甲错，面容憔悴，精神疲惫；末期大肉尽脱，形销骨立而危殆难医。

（二）影像学诊断

X 线钡餐检查，是诊断食管癌和贲门癌的重要手段之一。典型的食管癌 X 线征表现为黏膜破坏，不规则充盈缺损，大小不等的龛影形成，管腔狭窄，管壁僵硬，病灶上方管腔扩张。食管 CT 检查，对早期黏膜病变的价值不如 X 线钡餐，但对于观察黏膜下肿瘤浸润和肿瘤外侵范围，以及和邻近结构的关系、淋巴结侵犯情况等则优于 X 线。

（三）细胞学、病理学诊断

食管拉网脱落细胞学检查，简便易行，损伤小，其准确率在 90% 以上，为食管癌大规模普查的重要方法。纤维食管镜或胃镜可在直视下观察肿瘤部位、形态、范围，在肿瘤不同部位作定点活检，与 X 线检查结合可提高食管癌诊断的准确性。

（四）生物标记物及免疫组织化学诊断

目前食管癌的生物标志物特异性均不甚理想，常用的有 CEA 及 CA19-9，对食管癌诊断符合率均不超过 50%。

二、鉴别诊断

（一）食管-贲门失弛缓症

吞咽困难也可是本病的主要症状，但是本病到达一定程度后，吞咽困难不再加重，情绪波动可以加重症状。食管测压对本病的诊断有重要价值。

（二）食管良性狭窄

可由误吞腐蚀剂、食管灼伤、异物损伤、慢性溃疡的疤痕引起，内窥镜下直视活检可以明确诊断。

（三）食管良性肿瘤

主要为少见的平滑肌瘤。吞咽困难较轻，进展慢、病程长。食管钡餐、内窥镜以及超声内窥镜有助于诊断。

（四）食管周围器官病变

如纵隔肿瘤、主动脉瘤、甲状腺肿大、心脏肿大等均可造成食管不同程度的狭窄，食管钡餐有助于鉴别。

（五）癔球症

又称"梅核气"。多见于青年女性，时有咽部异物感，但对进食无妨碍，其发病常与精神因素有关。

第三节　辨证论治

一、辨证要点

吞咽困难是食管癌的常见症状之一，然其虚实有别，若吞咽不畅，噎塞不通，伴疼痛、便结者多实；若食道干涩，饮食不下，消瘦气短者多虚。兼见嗳气、胁满者，以气滞为主；见潮热、盗汗者，以阴虚为主；见面白、形寒者，以阳气虚为主；见肌肤甲错、舌青紫者，常夹瘀。食管癌的呕吐也应辨虚实，若食入即吐，涌吐痰涎者多实；若津液干枯，格拒不入，吐涎沫者多虚。呕吐物为痰浊涎沫，多为痰饮中阻；泛吐清水，多为中焦虚寒。

二、临床分型

(一) 痰气阻滞

主症：食入不畅，吞咽不顺，时有嗳气不舒，胸膈痞闷，伴有隐痛，口干，舌淡质红，舌苔薄白，脉细弦。

证候分析：本型多为病变初起，情志不畅，肝失调达，肝郁气滞，气滞血瘀，阻滞于食道，则见吞咽不利；"见肝之病，知肝传脾"，肝郁乘脾则纳食不行，脉弦细；肝经布胸胁，肝郁则胸胁胀闷；舌质淡红，舌苔薄白，脉细弦为痰气互阻之佐证。

治法：开郁降气，化痰散结。

方药：旋覆代赭汤（《伤寒论》）合四逆散（《伤寒论》）加减。

旋覆花 15g，代赭石 15g，柴胡 15g，枳壳 15g，郁金 15g，陈皮 10g，半夏 15g，山豆根 10g，草河车 15g，白芍 15g，壁虎 6g，露蜂房 10g。

方中以旋覆花降气消痰、代赭石重镇降逆为君药，枳壳、郁金、白芍疏肝开郁，壁虎、露蜂房除痰散结，陈皮、半夏祛湿化痰为臣药；山豆根、草河车解毒散结为佐药；柴胡和解理气为使药。

若疼痛明显者，加延胡索、白屈菜；口干、津伤明显者，加玄参、石斛；吞咽困难甚者，加威灵仙、赤芍。

(二) 血瘀痰结

主症：吞咽困难，胸背疼痛，甚则饮水难下，食后即吐，吐物如豆汁，大便燥结，小便黄赤，形体消瘦，肌肤甲错，舌质暗红，少津或有瘀斑瘀点，黄白苔，脉细涩或细滑。

证候分析：七情内伤，嗜酒无度，或过食肥甘辛辣，致生痰化瘀，日久痰瘀互结于食道成积，表现为吞咽困难，甚则饮水难下，食后即吐，吐物如豆汁。"不通则痛"，食管走行于胸骨后，积块阻滞于食道，可引起胸背部疼痛。血瘀化热，煎熬津液，致大便燥结，小便黄赤。肌肤甲错为血瘀之特征。舌质暗红，少津或有瘀斑瘀点，黄白苔，脉细涩或细滑为血瘀痰滞之候。

治法：祛瘀散结，化痰解毒。

方药：血府逐瘀汤（《医林改错》）加减。

桃仁15g，红花15g，当归15g，川10g，赤芍15g，生地15g，柴胡15g，枳壳15g，桔梗15g，急性子10g，半夏15g，胆南星10g。

方中以桃仁、红花、当归活血祛瘀为君药；川芎、赤芍活血、行气为臣药；生地、当归养血和血为佐药；柴胡、枳壳、桔梗理气共为使药。酌加急性子、半夏、胆南星以化痰散结。

胸背痛甚者，加延胡索、白屈菜、八月札；便干者，加郁李仁、火麻仁；口干舌红者，加黄连、麦冬、知母；合并出血者，加三七、白及、血余炭。

（三）阴虚内热

主症：进食哽噎不顺，咽喉干痛，潮热盗汗，五心烦热，大便秘结，舌干红少苔，或舌有裂纹，脉细而数。

证候分析：本型多见于年迈肾虚，或病变日久入于阴络，伤阴化热者。肿块日久渐大，则进食哽噎不顺；阴虚化热伤津，则见咽喉干痛，潮热盗汗，五心烦热，大便秘结；舌干红少苔，或舌有裂纹，脉细而数为阴虚内热之候。

治法：滋阴润燥，清热生津。

方药：一贯煎（《柳州医话》）合养胃汤（《温病条辨》）加减。

沙参30g，生地15g，麦冬15g，枸杞15g，当归15g，川楝子10g，石斛15g，玉竹15g，女贞子20g，旱莲草20g，知母15g，黄柏15g。

方中以沙参、生地滋养肝肾为君药；麦冬、枸杞子滋阴养肝以加强养阴作用为臣药；当归养血活血为佐药；川楝子疏肝泻热为使药。阴虚口干者，加石斛、玉竹滋养胃津，女贞子、旱莲草滋肾育阴，知母、黄柏滋阴清热；嗳气明显者，加陈皮、半夏、旋覆花、茯苓以和胃降逆；潮热盗汗明显者，加地骨皮、知母、鳖甲；肠中燥结、大便不通者，加大黄、全瓜蒌。

（四）气虚阳微

主症：病至晚期，饮食不下，泛吐清水或泡沫，形体消瘦，乏力气短，面色苍白，形寒肢冷，面足浮肿，舌质淡，脉虚细无力。

证候分析：疾病日久，正气大伤，阳气衰微，肿块结聚，故饮食不下；脾肾阳虚，温煦失职，则泛吐清涎或泡沫；阳虚则寒，故形寒肢冷，面色苍白；阳虚水泛，则面足浮肿。正气虚衰，故形体消瘦，乏力气短；舌质淡，脉虚细无力为气虚阳微之佐证。

治法：益气养血，温阳开结。

方药：当归补血汤（《内外伤辨惑论》）合桂枝人参汤（《伤寒论》）加减。

黄芪30g，党参15g，白术15g，熟地20g，白芍15g，干姜15g，桂枝15g，急性子15g，半夏15g，当归10g，肉苁蓉15g，壁虎6g。

方中以黄芪、党参、白术补脾益气为君药；当归、熟地、白芍补血和营为臣药；干姜温运中阳为佐药；桂枝温通经络为使药。酌加急性子、半夏、壁虎化痰开结。气逆呃逆者，用威灵仙、丁香、柿蒂；呕吐黏痰者，加陈皮、胆南星、青礞石；出血者，加仙鹤草、露蜂房、白及、三七；畏寒肢冷明显者，加炮附子；呕吐清水较多者，用吴茱萸、黄连。

第四节　辨病治疗

一、内服药

(一) 常用中草药

(1) 山慈菇：甘、微辛，寒，有小毒。清热解毒，散结消肿。可治痈肿、疔疮、瘰疬、结核、毒蛇咬伤等，临床常用治食管癌、淋巴瘤及白血病等属热毒郁结者。本品所含秋水仙碱、异秋水仙碱、秋水仙酰胺等，有毒，中毒表现为恶心、呕吐、腹痛、腹泻，甚则休克。因此需要严格掌握其用法用量，煎服，3~9g，入丸散剂减半。外用适量。

(2) 冬凌草：苦、甘，寒。清热解毒，活血消肿。常用治食管癌、贲门癌等癌瘤中属热毒瘀结者。内服煎汤，30~60g。主要成分为萜类化合物，可提取抗肿瘤有效成分冬凌草素，现已制成冬凌草片、冬凌草注射液等成药使用。

(3) 蟾酥：辛，温，有毒。入胆、肾经。解毒止痛，开窍醒神。临床常用治食管癌、直肠癌、癌性疼痛等癌瘤中属瘀毒内阻者。内服：入丸、散用，0.015~0.03g。外用：适量，研末调敷或掺入膏药内贴敷患处。

(4) 半枝莲：辛、微苦，凉。清热解毒，活血祛瘀，利水消肿。临床常用治胃癌、食管癌、贲门癌、直肠癌等癌瘤中属热毒蕴结、水湿内盛、瘀血阻滞者。内服煎汤，10~30g。

(5) 半夏：辛，温，有毒。化痰止呕，消肿散结。临床常用于食管癌、胃癌等癌瘤中属痰湿内阻者。内服煎汤，6~15g。外用：适量，研末，水调敷或酒、醋调敷。

(6) 斑蝥：辛，寒，有毒。入大肠、小肠、肝、肾经。攻毒散结，活血逐瘀。《神农本草经》指出本品："主寒热、鼠瘘、恶疮，蚀死肌，破石癥。"临床常用于胃癌、食管癌、结肠癌等癌痛中属瘀毒内壅者。煎服，0.5~1g，入丸散剂每次0.06g。

（7）旋覆花：苦、辛、咸，微温。消痰行水，降气止呕。临床常用治食管癌、胃癌等癌瘤中属痰气阻结者。内服煎汤（包煎或滤去毛），6~15g。

（二）常用中成药

（1）平消胶囊（《癌瘤中医防治研究》）：由郁金、枳壳、五灵脂、仙鹤草、净火硝、白矾、干漆、制马钱子等中药组成的抗癌中药复方，具有活血化瘀、止痛散结、清热解毒、扶正祛邪功效，用于治疗肺癌、肝癌、食管癌、胃癌、宫颈癌、乳腺癌等多种恶性肿瘤。每粒含生药0.48g。每天3次，每次4~8粒，3个月为1疗程。

（2）冬凌草制剂：由冬凌草提取的有效成分。功效清热解毒、活血祛瘀、消炎去肿，用于治疗食管癌、胃癌、肝癌等多种恶性肿瘤。糖浆：每日3次，每次服30~50mL，每毫升含生药1g。片剂：每日3次，每次6~10片，每片含生药5g，针剂，隔日1次，每次缓慢静滴75~100mL，3000~400mg为1疗程。

（3）六神丸（《中国医学大辞典》）：牛黄7.5g，珍珠（豆腐制）7.5g，麝香5g，冰片5g，蟾酥5g，雄黄（飞）5g。以上5味（除蟾酥）共研极细粉，滚开水泛小丸，烧酒化蟾酥为衣，烘干，制成约100粒，口服。具有清热解毒、消肿止痛之功效，主治食管癌、胃癌、鼻咽癌、舌癌等癌瘤属热毒炽盛者。每日3次，每次10~20粒。

（4）通道散（郁仁存方）：硼砂1g，硇砂0.6g，冰片0.1g，人工牛黄2g，象牙屑1~5g，玉枢丹1.5g，共研细末并调成糊状，以上为1日量，分多次以水少许调成糊状，徐徐咽服。其功效为开膈降逆，适用于食管癌合并溃疡、水肿而饮食难咽的病人，吞药后，患者涌吐大量黏痰而使得食管腔开启，有助于顺利进食。

二、外治法

金仙膏（《理瀹骈文》）：由苍术、白术、川乌、生半夏、生大黄、生灵脂、生延胡索、枳实、当归、黄芩、巴豆仁、莪术、三棱、连翘、防风、芫花、大戟等百余种中药制成，按病情分次摊膏于纸上，外敷病处或选穴外贴，用于噎膈、反胃等多种病证。

三、针灸

处方：天突、膻中、中脘、内关、太溪、足三里。

方义：穴位近取天突、膻中以宽胸理气解痉除痰，中脘和胃化痰，远取内关宽胸利膈，太溪滋养肾阴，足三里健脾胃以滋生化之源。

耳针：取肾、脾、胃、食道、贲门、交感、轮 4~6 反应点，留针 20~30 分钟，每日 1 次，10 天 1 疗程。或王不留行贴压，每日压按 5~6 次，留贴 3 天，间隔 1 天，用于食管癌吞咽梗阻，饮食不下。

拔火罐：取膈俞、脾俞、胃俞，或以痛为俞取穴，将火罐对准穴位，用闪火法迅速罩在穴位上。每次拔罐 2~6 个，留罐 10~15 分钟，隔日 1 次，10 次 1 疗程，间隔 1 周后再进行下一疗程。用于缓解食管癌疼痛。

穴位注射：取内关、公孙，注射维生素 B_6，可缓解食管癌梗阻。